Dr. Thomas Hoffmann

RITAM

–

El secreto
de la verdadera salud

Descubra el elemento que falta
en la medicina y en la naturopatía

Traducido por:
Dr. Jorge Navarro Pérez

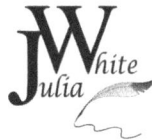

JW White
Julia

Exención de responsabilidad:
Las informaciones y los métodos que contiene este libro han sido investigados cuidadosamente y son presentados de buena fe. Sin embargo, ni el autor ni la editorial asumen ningún tipo de responsabilidad por su uso correcto o incorrecto.

Los nombres de los casos mencionados en este libro que no han sido tomados de los medios de comunicación han sido modificados para proteger la privacidad de esas personas.

Julia White Publishing
Internet: www.julia-white.com

ISBN 978-3934402-36-2

Sumario

Dedicado a Samuk Deda
–
por gratitud profunda

Prólogo

Estimados lectores,

¿Qué es exactamente la salud? ¿Es verdad que una persona es sana cuando el médico le confirma que todo esté en orden? ¿Y qué es lo que pasa cuando no obstante se siente mal?

La degradación habitual y las enfermedades cada vez más numerosas con edad progresiva, ¿son realmente normales? Por consiguiente las ideas de una vida extendida y llena de vitalidad, coronada por sabiduría y madurez ¿son fantasmagorías utópicas?

Seguramente Ud también ya se ha planteado esas cuestiones o cuestiones parecidas – y no ha recibido respuestas satisfactorias.

Este libro le llevará paso a paso a encontrar las respuestas dentro de Ud mismo. Ya que vamos a una expedición en medio de los secretos de nuestra existencia que nos llevará mucho más allá de lo que hoy en día se entiende como »salud«.

Para eso sería importante que aborde la lectura lo más libre posible de reservas, para poder notar y seguir especialmente las indicaciones más extensas. Además puede interpretar este libro como una descripción pura de viaje o ir más adelante y sacar la inspiración a una expedición personal aplicando y probando unos cuantos de las recomendaciones y de los consejos. De esta manera es posible que hagan experiencias propias que vayan mucho más allá de las descritos aquí.

En todo caso es importante subrayar que nadie le pedirá que abandone el terreno firme de la realidad. Por lo contrario este libro quiere ayudarle a experimentar la realidad verdadera y luego a formarse un juicio en qué medida ella está de acuerdo con el modo de ver habitual de hoy. En el caso que ésto produzca algunas transformaciones, sólamente pueden ser hacia el positivo. Pues la base de todo es nada más que las leyes naturales.

El autor

1. El manual de instrucciones olvidado

La semana pasada nos visitó Gabriel, un viejo amigo al que hacía mucho tiempo que no veíamos. Tenía muy mal aspecto, parecía cansado, agotado. En seguida se puso a hablar de sus problemas sin que le hubiéramos preguntando por ellos, lo cual no es habitual en él. Le dolían los oídos, sobre todo el izquierdo, en el que el médico había diagnosticado una pérdida de audición del sesenta por ciento. Y esto era la consecuencia de una gripe tremenda que había durado cuatro semanas. Gabriel se sentía muy mal y no sabía qué hacer. Desde hacía dos semanas tomaba varios medicamentos que el médico le había recetado, pero no habían servido de nada. Si en una semana no se producía una mejoría, el médico tenía la intención de enviarlo a un especialista.

Mi mujer le propuso darle un pequeño masaje en la cabeza, y Gabriel aceptó. Se tumbó en el sofá, ella se arrodilló junto a su cabeza y empezó a descongestionar su linfa con unos movimientos suaves. Mi mujer descubrió unos nudos, que le dolían a nuestro amigo durante el masaje. Sin embargo, Gabriel re relajó considerablemente, y al levantarse tenía un aspecto mucho mejor: su rostro era mucho más fresco, sus ojos eran mucho más claros. Al despedirse, mi mujer le pidió que volviera en unos días para repetir el masaje. Pero Gabriel no volvió, pues no tenía tiempo. Además, ya no le parecía necesario. Una semana después me dijo por teléfono que desde su visita se sentía de maravilla. Aquella noche durmió muy bien y oía con toda normalidad. Gabriel pensaba que esto era consecuencia del masaje, pues no había vuelto a tomar los medicamentos.

¿Qué había pasado? ¿Fuimos testigos o incluso autores de una curación milagrosa? Gabriel piensa que sí, y se lo cuenta a todo el mundo, según hemos oído decir. Es comprensible que él lo vea así: tras cuatro largas semanas de gripe y dos semanas inacabables de sordera relativa, Gabriel había experimentado en un breve plazo de tiempo no sólo alivio, sino curación. Y todo gracias a un ligero masaje de mi mujer, sin los medicamentos, las intervenciones y los complejos procesos que suelen caracterizar a la medicina de hoy. Su médico no pudo ayudarle, y menos aún los medicamentos que le había recetado. Por tanto, ¿un ejemplo clásico de curación milagrosa?

Desde nuestro punto de vista, no. Mi mujer no hizo un milagro, es decir, no anuló ni alteró las leyes naturales. Al contrario, actuó en armonía con las leyes naturales cuando ayudó con sus manos a la linfa de la cabeza de Gabriel a fluir normalmente. Esta linfa estaba congestionada debido a la gripe, al comportamiento erróneo de Gabriel y a los medicamentos que había tomado. Todo esto había obstaculizado las reacciones inmunitarias y limpiadoras naturales y había dañado a los mecanismos normales, como por ejemplo la audición. Por tanto, la única cosa correcta que se podía hacer era ayudar a este flujo trastornado a volver a fluir. Todo lo demás sucedió por sí mismo como consecuencia de los mecanismos de auto-curación y auto-regeneración del cuerpo. Y el resto lo hizo la noche siguiente, en la que Gabriel volvió a dormir sin problemas. Así pues, no nos encontramos ante un ejemplo de curación milagrosa, sino ante un ejemplo de comportamiento correcto en relación con el cuerpo. No hace falta nada más, pues al fin y al cabo la curación sólo puede proceder del propio cuerpo. Los médicos, los medicamentos y las operaciones no curan. Lo único que podemos hacer es apoyar a los mecanismos de auto-curación del cuerpo, fomentarlos o quitarles de en medio los obstáculos. Si consiguiéramos que estos mecanismos de auto-curación y el sistema inmunitario siempre funcionaran a pleno rendimiento, las enfermedades ya no serían posibles.

¿Por qué no lo conseguimos? Porque no sabemos cómo. ¿Por qué no lo consiguen nuestros médicos? Porque por desgracia ellos tampoco parecen saber cómo. A esta conclusión triste o incluso escandalosa hay que llegar en casos como el de Gabriel: durante dos semanas, un médico maltrató con preparados químicos a un cuerpo debilitado por la enfermedad en vez de aliviar con unos pocos movimientos de sus manos a los lugares congestionados y ayudar así al cuerpo a solucionar todo lo demás.

Por desgracia, estos ejemplos no son casos aislados, sino que son cada vez más frecuentes, incluso en enfermedades mucho más graves. La medicina ha creado el concepto de «síntomas iatrogénicos» para referirse a los trastornos provocados por el médico, que de acuerdo con las estadísticas más recientes ya representan un porcentaje terriblemente alto de los ingresos hospitalarios. De esto no se da cuenta casi nadie, pues ya no sabemos cómo funciona correctamente nuestro cuerpo y cuál es la manera correcta de tratarlo. La gente acepta sin más lo que los médicos dicen y recetan, pues suponen (con mucho optimismo) que gracias a sus estudios los médicos conocen mejor el funcionamiento del cuerpo. Pero lo que los médicos han aprendido es sólo el funcionamiento de unos cuantos mecanismos mecánicos y químicos. No saben prácticamente nada de la estructura global de funcionamiento de nuestro cuerpo y de nuestro espíritu, y a menudo da la impresión de que no quieren saber mucho más. Pues, ¿no sigue habiendo ejemplos de curaciones espontáneas inexplicables (incluso en casos gravísimos y presuntamente incurables) que los médicos despachan con observaciones lapidarias? ¿Quién no conoce casos en que remedios tradicionales o extraños procedimientos alternativos han resultado mucho más eficaces que los métodos de la medicina oficial? Si estos casos existen, si una úlcera desaparece en poquísimo tiempo sin intervenir desde fuera, si los males crónicos se mitigan y curan casi de la noche a la mañana aplicando un procedimiento inusual, ¿no deberíamos sentir la curiosidad de averiguar qué mecanismos y procesos actúan aquí? Si un proceso tiene lugar en un cuerpo, también puede tener lugar en los demás cuerpos. Por tanto, lo lógico no sería dejar de lado esos «casos particulares», sino investigarlos en vez de invertir sumas enormes de dinero en proyectos de investigación cuyos efectos nocivos casi superan a los efectos positivos.

Quien estudia en serio los «casos particulares e inexplicables» que no dejan de producirse llega ineludiblemente a la conclusión de que en nuestro cuerpo y en nuestro espíritu hay muchísimos más mecanismos y funciones de lo que sabemos hasta ahora, de lo que nos podemos imaginar. A continuación vamos a seguir esta huella. Vamos a buscar el manual de instrucciones de nuestro cuerpo y de nuestro espíritu, que hemos perdido. Pues es indudable que lo hemos perdido; de lo contrario, habría menos enfermedades, trastornos y problemas, o al menos podríamos superarlos más fácilmente. A primera vista, la idea de un manual de instrucciones de nuestro cuerpo resulta chocante, pues creemos que nos llevamos bien con nuestro cuerpo. Al fin y al cabo, estamos vivos, alcanzamos una edad cada vez más alta y hemos avanzado mucho en la civilización: así que las cosas no van tan mal. Abordaremos estos puntos más adelante y nos llevaremos algunas sorpresas.

Pero primero vamos a estudiar un ejemplo más familiar: el coche. Todo el mundo sabe que un coche tiene su manual de instrucciones y que ese manual es fundamental para que el coche funcione correctamente y dure mucho tiempo, aunque la mayor parte de los conductores confíen más en los mecánicos. Pero hay que hacer una distinción importante. El manual de instrucciones tiene una primera parte que se ocupa del uso cotidiano del coche y una segunda parte que explica cómo resolver los problemas que puedan surgir. Quien conozca y aplique la primera parte apenas tendrá que consultar la segunda parte. Esto lo pueden confirmar todos los conductores que se ocupan personalmente de su coche y procuran usarlo y cuidarlo bien. De este modo se ahorran mucho dinero en reparaciones y alargan considerablemente la vida de su coche. Pero los demás conductores también procuran no arrastrar el embrague, no conducir con el freno de mano bloqueado y apagar la luz al salir del coche. Pues saben, a veces gracias a experiencias dolorosas, que su coche no funcionará bien si no respetan estas normas básicas. Todos los conductores ponen muchísimo cuidado en repostar a tiempo y en usar el combustible adecuado para su vehículo. Pues las consecuencias de un comportamiento erróneo son drásticas en este punto: el coche deja de funcionar. Hay otras reglas de comportamiento cuyo incumplimiento no tiene consecuencias drásticas y que muchos conductores pasan por alto o ni siquiera conocen. Pues por ignorancia estos conductores no relacionan los gastos de reparación con su comportamiento erróneo: por eso conducen con neumáticos desinflados, con poco aceite o con poca agua en el radiador.

Este ejemplo muestra que es importante tener, conocer y aplicar un manual de instrucciones, de modo que la aplicación correcta de la primera parte (sobre el comportamiento cotidiano) haga innecesario recurrir a la segunda parte, sobre la reparación de las averías. A la segunda parte sólo deberíamos recurrir excepcionalmente.

También tiene que haber un manual de instrucciones de nuestro cuerpo y de nuestro espíritu que nos explique cuál es el comportamiento cotidiano correcto y cómo superar los trastornos. Pues igual que para el coche hay combustibles apropiados, también hay para el cuerpo alimentos apropiados, que favorecen su funcionamiento, y alimentos inapropiados, que perjudican a su funcionamiento. Igual que para el coche es importante que el nivel de aceite no sea demasiado bajo ni demasiado alto, o que al agua del radiador le añadamos anticongelante en invierno, pero no en verano, también hay para el cuerpo normas sobre la cantidad y el momento de la ingestión de alimentos en general y de ciertos alimentos que son beneficiosos o perjudiciales para su funcionamiento.

Por medio de Gabriel hemos conocido dos modos de comportarse en relación con el cuerpo, uno de los cuales corresponde al manual de instrucciones y el otro no. Desde el punto de vista subjetivo de Gabriel, la consecuencia del comportamiento correcto era una «curación milagrosa». Si el saber en que esa curación se basa fuera conocido y aplicado por todos, no habría pasado nada especial, sino un tratamiento completamente normal. Si un coche que no funciona se pone en movimiento en cuanto soltamos el freno de mano, nadie dice que ha sido un milagro, salvo quien por ignorancia haya estado buscando durante mucho tiempo la solución del problema en el lugar equivocado.

¿Qué habría sucedido en el caso de Gabriel si hubiera venido a vernos antes o si su médico hubiera conocido el capítulo correspondiente del manual de instrucciones? No habría padecido la sordera durante dos semanas; si hubiera sido tratado a tiempo, no habría tenido ningún problema con su oído. De este modo, su organismo se habría ahorrado los efectos secundarios de los medicamentos, y su psique (y su entorno) se habría ahorrado el malhumor que causan los problemas físicos. Si Gabriel hubiera sido tratado antes todavía y si su comportamiento hubiera sido correcto, su cuerpo habría superado mucho antes la gripe, o ésta se habría quedado en un pequeño resfriado.

Vemos qué diferencia hay entre comportarse correctamente y comportarse incorrectamente, entre aplicar sólo la parte de reparaciones del manual de instrucciones o aplicar también la parte de comportamiento general. Por estas razones es importantísimo no sólo encontrar nuestro manual de instrucciones, que hemos perdido, sino también darlo a conocer a todo el mundo. El manual de instrucciones debería ser la asignatura más importante en todas las escuelas para que en las cuestiones fundamentales de la vida (la salud y el bienestar) nadie esté desorientado o dependa de expertos que no saben ayudarle de la manera correcta o sólo le ayudan demasiado tarde.

Por supuesto, hay diferencias notables entre nuestro cuerpo y un coche. Nuestro cuerpo es mucho más complejo, está relacionado íntimamente con nuestro espíritu y con nuestra alma, por lo que tiene funciones que van mucho más allá de lo mecánico. Además, el problema de Gabriel era relativamente inofensivo y se habría solucionado sin un médico y sin nuestra ayuda. En estas circunstancias, ¿tiene sentido hablar de un manual de instrucciones?, ¿no es utópico buscarlo?

A estos dos argumentos habituales les podemos replicar de varias maneras. En primer lugar, la compleja estructura de nuestro cuerpo hace que sea más urgente todavía tratarlo correctamente. Pues sólo tenemos un cuerpo y no podemos comprarnos uno nuevo cada vez que se estropea. En segundo lugar, nuestro cuerpo es un instrumento importante para nuestro espíritu y para el desarrollo de nuestra alma, por lo que el comportamiento erróneo en relación con él tiene unas consecuencias que van mucho más allá de él. En tercer lugar, la unidad de cuerpo y espíritu y las numerosas estructuras inteligentes de nuestro cuerpo casi implican que el cuerpo tenga a su base una estructura que podemos exponer en un manual del comportamiento correcto y gracias a la cual comportarse correctamente es mucho menos complicado de lo que se suele creer. Por último, los problemas presuntamente inofensivos son los que más afectan a nuestro bienestar y a nuestro funcionamiento. Repetidos durante mucho tiempo, provocan daños crónicos muy graves. Ya por esta razón valdría la pena tener siempre a mano un buen libro con consejos para esas «menudencias inofensivas».

Tal como iremos viendo a lo largo de este libro, hay muchos indicios en nosotros mismos, en la naturaleza y en las viejas tradiciones de que buscar el manual de instrucciones de nuestro cuerpo y de nuestro espíritu no es utópico. Estos indicios muestran que no sólo hemos olvidado cómo comportarnos correctamente con nuestro cuerpo y con nuestro espíritu, sino también qué funciones y mecanismos hay en ellos.

Podemos ilustrar esto ampliando el ejemplo del coche. Imaginemos que nos encontramos en un país o en una civilización que no conoce el automóvil. Un día, los habitantes de ese país reciben el regalo de un coche, pero sin instrucciones y con el depósito vacío. La gente se pone a investigar el misterioso regalo. Tras algún tiempo averiguan que se pueden abrir las puertas, que se puede entrar en el coche, encender las luces y emitir un sonido estridente. Uno de los investigadores gira la llave de contacto y, como está puesta una marcha, el coche se mueve un poco hacia delante. La gente se asusta, pero en seguida se entusiasman y comprenden que esa máquina sirve para moverse. Si la llave está girada, la máquina se mueve a golpes hacia delante. ¡Fantástico!

Las próximas dificultades surgen cuando la batería se agota. Pero antes los investigadores ya se habían dado cuenta de que el movimiento hacia delante tiene algo que ver con esa caja que hay bajo el capó. Pues si desconectaban alguno de los cables, la máquina dejaba de funcionar. Como saben algo de electricidad, los investigadores no tardan en solucionar el problema de la batería, y utilizan la máquina que les han regalado como un instrumento para moverse, sobre todo para transportar objetos pesados.

Un día llega un forastero que observa cómo los nativos emplean el coche y le dice al jefe de los investigadores que quiere hablar en privado con él. Le va a confiar un secreto mediante el cual podrán despertar fuerzas increíbles en el coche. El jefe se muestra interesado, así que el forastero le habla del funcionamiento y del uso correctos del coche. No parece fácil, pero los investigadores lo quieren intentar. El jefe llena el depósito con combustible, se sienta al volante, presiona el embrague y gira la llave. No sucede nada. Se produce el ruido ya conocido, pero el coche no se mueve hacia delante. El jefe lo vuelve a intentar, pero esta vez durante más tiempo. De repente, el coche se pone a vibrar y a echar humo. Asustado, el jefe suelta el embrague y el coche arranca a gran velocidad.

El forastero tenía razón. Estos misteriosos procedimientos incrementaron el funcionamiento del coche más allá de lo conocido. Se puede hablar de un salto cuántico.

Pero volvamos a nuestro tema, a la verdadera salud. ¿Qué tiene que ver con nosotros esta pequeña historia? ¿Habremos olvidado no sólo el manual de instrucciones de nuestro cuerpo y de nuestro espíritu, sino también la consciencia de sus mecanismos reales de funcionamiento? ¡No es posible! ¿O sí? ¿No dijo Einstein que sólo empleamos el cinco o el diez por ciento del potencial de nuestra mente? ¿No dicen los médicos y los biólogos que todavía no se conoce la tarea y el funcionamiento de la mayor parte del cerebro? ¿No dicen los investigadores que más del noventa por ciento de nuestro ADN, de nuestros genes, es basura de datos irrelevantes (o al menos incomprensible para nosotros)? ¿No hay órganos, como las amígdalas o el apéndice, que la medicina actual considera superfluos, por lo que los extirpa de manera preventiva? ¿No se oye hablar una y otra vez de personas con habilidades especiales, extraordinarias o incluso sobrenaturales? ¿No serán estas habilidades tan poco paranormales como el coche bien utilizado de la historia anterior? Si fuera así, en nuestra existencia actual estaríamos tan alejados de la humanidad normal como ese coche que iba a saltos de su verdadera función como automóvil. Entonces, lo que la ciencia actual considera inexplicable, incomprensible o superfluo contiene el potencial para un salto cuántico hacia lo inimaginable. Si fuera así, ni la gente, ni los médicos ni los naturópatas tendrían la más remota idea de en qué consiste la salud real.

¿Será verdad? Escuchemos a nuestro interior, examinemos nuestro sentimiento y tomemos en serio todas las intuiciones actuales y antiguas de que la vida debería ser para nosotros algo muy diferente de lo que conocemos hoy.

Da igual cómo responda usted ahora: venga conmigo a la aventura de descubrir el secreto de la verdadera salud. Será el viaje más interesante y beneficioso que usted haga en toda su vida, y al final usted mismo (no yo) dará la respuesta.

2. ¿Amigo o enemigo?

«¡Imposible!», exclamó una señora que parecía muy decidida. «¡Es completamente imposible! Yo soy una empresaria, ¿sabe usted?, tengo una tienda y no me resulta fácil organizar mi tiempo así.»

Me encontraba en el aula de música de la escuela de una pequeña localidad en los Alpes suizos, dando una charla sobre la Samación Ritam para unas veinte personas. Había expuesto detalladamente la técnica y sobre todo la meta de la samación, había explicado la diferencia entre la samación y la meditación y acababa de aplicar todo esto a la vida cotidiana. Subrayé que es fundamental llevar a cabo la Samación Ritam dos veces al día y durante unos treinta minutos cada vez.

Estas palabras hicieron que la señora (llamémosla Isabel) exclamara las frases que he citado al principio. Estaba sentada delante a la derecha, podía tener unos cuarenta y tantos años, estaba un poco gordita e irradiaba dinamismo y energía. Miró a su alrededor y cosechó algo de aprobación. Le respondí tranquilamente:

«Nada es imposible. La cuestión es si queremos o no. ¡Para cuántas cosas encontramos tiempo en medio de las circunstancias más difíciles si queremos! ¡Cuánto tiempo pasamos cada día ante el televisor o ante el periódico, sólo para cargar a nuestra consciencia de futilidades o sinsentidos! Todos tenemos nuestra voluntad libre. No voy a obligarle a nada ni a persuadirle de nada. Sólo le voy a dar informaciones para que usted tome una decisión con su voluntad libre. La decisión es asunto suyo. Pero antes usted debería aclarar qué quiere hacer en la vida. Pues el hecho de que usted tenga su voluntad absolutamente libre, que nadie le puede quitar, implica que usted tiene que cargar con las consecuencias de su decisión libre. Esta responsabilidad tampoco se la puede quitar nadie. Por eso conviene que usted tenga informaciones y adquiera claridad sobre las cosas.

»Si su salud (su verdadera salud) le preocupa, usted tiene que hacer algo. Con nada no se obtiene nada. Y tras todos los errores que hemos cometido en el pasado contra nuestro cuerpo y contra nuestro espíritu (errores para los que siempre tuvimos tiempo), deberíamos tomar otra dirección lo antes posible. Usted no puede esperar que lo que ha ido acumulándose poco a poco durante años y décadas desaparezca de la noche a la mañana. La Samación Ritam, pese a sus consecuencias maravillosas, no es una técnica milagrosa que arregle con una varita mágica todo lo que hemos estropeado con nuestro comportamiento.»

Repetí una vez más los detalles técnicos, anuncié cuándo iba a empezar el curso y terminé la charla.

El curso comenzó dos días después. Isabel participó. Había reflexionado sobre sus prioridades y quería intentarlo. Al día siguiente vino a un «dárshana», a una conversación personal de asesoramiento, y me expuso sus problemas de digestión y de peso. Había probado muchas dietas y tratamientos, pero no conseguía eliminar sus kilos de más. Además, a menudo tenía gases, sobre todo si tomaba alimentos frescos. Su digestión dejaba mucho que desear, sólo evacuaba dos o tres veces a la semana, a veces menos todavía. Me preguntó cuál era la alimentación correcta para ella y si debía ayunar.

Los consejos que le di a Isabel en aquella conversación se pueden resumir en dos frases, que no son extrañas a la sabiduría popular:

a) come sólo cuando tengas hambre de verdad, y deja de comer cuando más estés disfrutando;

b) bébete la comida y cómete la bebida.

Esta segunda regla significa que antes de tragar hay que masticar y ensalivar bien los alimentos, hasta que sean líquidos, y ensalivar bien las bebidas, como si las masticáramos.

También le di un tercer consejo, pero no voy a hablar de él hasta más adelante.

Una semana después volví a ver a Isabel, que me contó orgullosa y alegre que había perdido tres kilos y que todos los días evacuaba una o dos veces (la víspera habían sido tres).

Debido precisamente a un dato como éste, una joven del sur de Alemania vino hace unos meses a un dárshana con su hijo de dos años. Habían pasado dos semanas en casa de unos amigos en el Este de Turquía. La mujer me dijo que la experiencia fue terrible, pues no habían podido comer nada más que pan, yogur, verduras del jardín y agua. Sus hijos se habían quejado continuamente de que tenían hambre. Y desde entonces el pequeño evacuaba tres veces al día. Después de cada comida tenía que cambiarle los pañales. La mujer temía que el niño padeciera una infección intestinal, y su pediatra le había dicho que acudiera a su consulta si la situación no cambiaba en unos días. Tras averiguar que no se trataba de una diarrea y que la consistencia de las heces era normal, le pregunté:

– ¿Pudo usted observar qué comían los niños turcos y con qué frecuencia evacuaban?

– La gente allí no tiene mucho que comer, algunos se levantan de la mesa con hambre. Y ahora que usted lo dice, iban al baño muy a menudo, al menos los niños pequeños.

Le felicité por cómo hacía la digestión su hijo y le pedí que procurara que la situación no cambiara, que se cumpliera la norma: evacuar tantas veces como comemos. La mujer me miró desconcertada, así que le expliqué por qué le había dicho eso. Acompáñenos a esta pequeña excursión por nuestro sistema digestivo. Con Isabel volveremos más adelante.

Los habitantes de las zonas pobres del Este de Turquía se alimentan igual que la mayor parte de la gente hace doscientos años o que los animales salvajes. No piensan en comer hasta que tienen hambre. No viven, como nosotros, en una sociedad de la abundancia en la que comer se ha convertido en una manera de matar el tiempo o en un acontecimiento social, de modo que lo que decide si y cuándo nos alimentamos ya no es el hambre, sino el apetito, el aburrimiento, las reuniones, las fiestas, el reloj, los tentempiés, etc. Hemos olvidado el hambre, y la combatimos incluso como un enemigo. De ahí que procuremos tener siempre a mano algo que comer por si nuestro estómago se pone a hacer ruido. Esto es absurdo desde el punto de vista fisiológico. Pues el hambre no es un enemigo. Esto lo podemos ver en los animales salvajes y en los pueblos naturales, que no piensan en comer hasta que tienen hambre y que sólo entonces empiezan a buscar alimento, lo cual exige un máximo de energía, de resistencia y de agudeza sensorial. Los animales de rapiña pueden necesitar varios días para encontrar una presa y cazarla. ¡Y durante esos días pasan un «hambre de lobo»! Una vez que han comido, pierden la energía y la agudeza sensorial. Un león puede dormir durante veinticuatro horas seguidas después de comer.

Está claro, pues, que el hambre es mucho más que una señal de que el cuerpo necesita comida. En efecto, el hambre prepara al sistema digestivo para la próxima ingestión de alimento haciendo que el intestino delgado y el intestino grueso secreten las mucosidades, con lo cual el intestino se vacíe. Además, el hambre moviliza la fuerza y la energía del cuerpo y espabila al máximo al espíritu y a los sentidos. A esto hay que añadir que sólo cuando tenemos un «hambre de lobo» el sistema digestivo está en condiciones de extraer del alimento y de metabolizar todo lo que el cuerpo necesita. Si nos imaginamos nuestra fuerza digestiva como un fuego, arde tan intensamente cuando tenemos mucha hambre que es capaz de quemarlo todo, incluso los alimentos no especialmente buenos o excesivos. En este estado, el metabolismo elimina de todo el cuerpo las sustancias nocivas que de lo contrario perjudicarían a nuestra salud. Pero si el fuego arde débilmente y ya está a punto de apagarse, aunque le demos el mejor combustible (los alimentos mejores, más puros, más biológicos, más integrales) no producirá más que humo, tanto más si la cantidad es excesiva. Ese es el error que cometen casi todas las teorías sobre la nutrición. Se concentran en el «qué» y se olvidan del «cómo». Pero, ¿de qué nos sirve la mejor alimentación vegetariana, macrobiótica, integral, energética (y carísima) si el sistema digestivo no está preparado para recibirla y para sacarle partido?

De ahí que la clave de la alimentación correcta y sana esté en el hambre. Si sólo comemos cuando tenemos hambre de verdad, descompondremos los alimentos por completo y aprovecharemos al máximo sus componentes. Además, nuestros sentidos estarán tan despiertos y agudos que volverán a guiarnos hacia los alimentos correctos. Por desgracia, hoy están embotados y degenerados y nos hacen creer que los alimentos perjudiciales huelen bien y saben bien. Como el hambre provoca la limpieza y el vaciamiento del intestino, acaba automáticamente con el estreñimiento y restablece el ritmo natural de que el intestino se vacíe (a más tardar) poco tiempo después de cada ingestión de alimento. Sólo así se puede evitar que el sistema digestivo se atasque. Esto explica que pasar unas vacaciones en Turquía sin golosinas ni comidas a deshora permitiera a ese niño reencontrar el ritmo natural en armonía con las leyes del sistema digestivo, que requiere una evacuación tantas veces al día como hayamos ingerido alimento. Y esto sucedió pese a la opinión en contra de presuntos expertos que se alimentan de una manera errónea.

Si examinamos todos estos puntos, tenemos que preguntarnos por qué consideramos al hambre un enemigo. ¿No es uno de nuestros mejores amigos y le hace mucho bien a nuestra salud? La respuesta está, como tantas otras veces, en nuestra ignorancia, en que hemos olvidado nuestro manual de instrucciones. Todas las culturas de la Tierra vivieron su fase de crecimiento y apogeo en medio de unas condiciones espartanas, cuando el hambre estaba a la orden del día. Una vez que se acabó el hambre, comenzó la sobreabundancia, y con ella la decadencia. Nosotros mismos, que por miedo al hambre nos mantenemos casi permanentemente en el estado de leones atiborrados, somos un ejemplo excelente más de degeneración que de la corona de la Creación. La raíz de esta esquizofrenia se encuentra en el pasado. Pues aunque en las épocas de necesidad la gente hizo la experiencia de que esas situaciones les daban vitalidad y fuerza, y aunque los nobles les mostraran que la sobreabundancia conducía a la enfermedad y a la degeneración, el pueblo quiso poder vivir algún día como los nobles, a lo grande. Este deseo se ha cumplido hoy, y hoy estamos tan enfermos y degenerados como los nobles han estado siempre. Naturalmente, en esta penosa situación nos aferramos a cualquier alivio o ayuda, aunque no sea real, y utilizamos de manera irreflexiva todos los remedios que la medicina nos ofrece, sin darnos cuenta de que nos hunden más aún en el círculo vicioso. Estudiados con atención, esos presuntos amigos resultan ser enemigos, y nuestro presunto enemigo resulta ser un amigo.

Este es el punto en que tenemos que despertar, tomar consciencia del estado en que nos encontramos y establecer prioridades. Si estas prioridades no consisten en seguir dejándose llevar hasta el triste final, tenemos que actuar en consecuencia. Lo primero y más importante (y por suerte también lo más sencillo) que tendremos que hacer será volver a cultivar el hambre. Esto no significa ni que tengamos que pasar hambre ni que tengamos que hacer una cura de ayuno. Simplemente, ayunamos tres veces al día porque no comemos hasta que tenemos hambre y entonces «disfrutamos» del hambre durante media hora. Qué consecuencias tan profundas para nuestro bienestar y para nuestra salud tiene esta sencilla acción tal vez lo podamos intuir a partir de lo que hemos dicho antes. Pero para comprenderlo de verdad hay que probarlo, y no durante unos pocos días, sino al menos durante medio año. Pues las consecuencias no suelen ser tan rápidas como en el caso de Isabel. Pero después de medio año cualquiera puede juzgar por sí mismo, de acuerdo con sus propias experiencias, si lo que está haciendo es correcto o no.

Por supuesto, mucha gente plantea objeciones. Sobre todo, las amas de casa se asustan al imaginarse que los diversos miembros de su familia tengan hambre y quieran comer a horas diferentes. Aunque fuera así, tendríamos que preguntarles qué es más importante: un ritmo regular de comidas o una familia sana. Pero por fortuna las leyes de la naturaleza vienen en nuestro auxilio. Si comemos cuando tenemos hambre de verdad y dejamos de comer cuando más estamos disfrutando, la siguiente hambre llegará unas cinco horas después, según muestra la experiencia. Esto es independiente de que trabajemos con el cuerpo o con el espíritu, de que seamos gordos o flacos, viejos o jóvenes. Este ritmo, que por supuesto no se establecerá ya el primer día, será tras algún tiempo la base para un nuevo plan de comidas de la familia, pero en armonía con el ritmo alimenticio de cada uno de sus miembros.

Con otras palabras: podemos planificar con antelación nuestro comportamiento alimenticio. Si en el trabajo la hora del almuerzo no es flexible, hay que adaptar la cantidad y la hora del desayuno para que tengamos hambre (a más tardar) media hora antes del almuerzo. Lo mismo vale para las invitaciones, las comidas de trabajo, los banquetes y otras ocasiones ineludibles.

¿No tenemos aquí los primeros elementos de un manual de instrucciones? ¿Y no es este manual mucho más sencillo de lo que esperábamos? Esto se debe a que no tenemos que preocuparnos más que de nuestro comportamiento, pues de todo lo demás se ocupa la inteligencia de nuestro cuerpo. En el capítulo 4 veremos con más detalle qué grandiosa es esa inteligencia y de qué modo tan increíble hasta los procesos más pequeños están coordinados.

Pero volvamos al comportamiento correcto en relación con la alimentación. La primera regla básica decía que sólo debemos comer cuando tenemos hambre de verdad. Por tanto, tenemos que volver a conocer el hambre. Pues las personas que pertenecemos a la generación de postguerra no conocemos la experiencia de pasar hambre de verdad. El «hambre de lobo» a la que nos referimos aquí es muy diferente del apetito, al que hoy se suele confundir con el hambre. El apetito desaparece en cuanto pensamos que lo único que hay para comer y beber es pan duro y agua. Por el contrario, el hambre no se deja impresionar por eso: cuando tenemos hambre, comemos cualquier cosa que tengamos a mano. El ruido de tripas tampoco tiene que ver siempre con el hambre. En general se puede decir que no tenemos hambre si nos preguntamos si tenemos hambre o no. Pues el hambre de verdad, el hambre de lobo, no admite la duda. Es un sentimiento muy peculiar, que no se olvida. Por eso basta con ejercitarse algunas veces: por ejemplo, no desayunando y dando un paseo hasta que a las cinco horas (a más tardar) llegue el sentimiento inconfundible de hambre.

Tenemos que perder el miedo al hambre y admitirla tranquilamente para observarla y familiarizarnos con ella. No nos vamos a morir de hambre por eso. Esta preocupación está completamente infundada. Pero haremos una nueva experiencia, conoceremos un aspecto nuevo de nuestro cuerpo y llegaremos a la conclusión de que el hambre no es un enemigo. Eso sólo era un cuento. Así, la menor parte de las defunciones que se atribuye al hambre tienen realmente esa causa. Esas personas suelen morir por su miedo y por su fantasía o envenenadas por toxinas que se han liberado en su intestino debido a la falta de alimento. ¿No es paradójico que una persona muera tras un par de semanas sin comer, mientras que otra se abstenga voluntariamente de comer durante treinta o cuarenta días para purificarse e iluminarse? ¿Por qué no muere la segunda persona?, ¿por qué la primera no obtiene la iluminación? Porque se han programado de manera diferente. Cambiemos, pues, nuestra programación en relación con el hambre. No corremos ningún peligro si pasamos hambre durante media hora antes de cada comida. De vez en cuando podemos incluso ayunar un día entero, en el que sólo ingeriremos agua. El peligro de morir por inanición sólo se da una vez que comienza la necrosis tisular, lo cual sucede después de cuatro o cinco semanas sin ingerir alimentos: se trata de un límite que nadie traspasa voluntariamente. Todo lo demás no encierra peligro, pero nos proporcionará nuevas experiencias sobre nuestro cuerpo y sobre nuestro espíritu y le hará un gran favor a nuestra salud. Ahora bien, las grandes acciones de ayuno sólo las debemos acometer bajo la dirección y la supervisión de un experto, y sólo una vez que hayamos preparado a nuestro cuerpo mediante el comportamiento correcto en relación con la alimentación durante al menos un año.

Una vez que hemos vuelto a conocer y apreciar al hambre, tenemos que cumplir la segunda regla básica de la ingestión de alimentos: dejar de comer cuando más estamos disfrutando. Esto es muy importante porque, al no llenar por completo el estómago, le damos a la digestión espacio suficiente para realizarse a la perfección. De lo contrario, el estómago tiene que estirarse o devolver los alimentos no digeridos al esófago, lo cual tiene como consecuencia el «ardor de estómago». Al acabar de comer, el estómago debe estar vacío en su cuarta parte, y esto se consigue dejando de comer cuando más estamos disfrutando. Probablemente, al principio no nos resultará fácil encontrar el momento correcto. Pero nuestro manual de instrucciones también nos puede ayudar aquí. Si la próxima hambre tarda más de cinco horas en aparecer, hemos comido demasiado. Si llega mucho antes, hemos comido poco. Así, en poco tiempo podemos alcanzar la percepción y el comportamiento correctos observando nuestra sensación de hambre. Además, la regla de masticar y ensalivar bien es una buena ayuda. Pues uno de los mayores problemas al comer es la velocidad. La mayor parte de la gente come hoy tan rápido que la señal de que el estómago está lleno llega a su consciencia demasiado tarde, cuando ya se han dado un hartazgo. Esto no sucederá si masticamos bien. Entonces, recibiremos a tiempo los impulsos del sistema digestivo, por lo que el estómago se saturará mucho menos a menudo.

Naturalmente, masticar también es importante por otra razón. Sólo podemos metabolizar a la perfección los alimentación si los hemos triturado bien. Además, tenemos que mezclarlos lo mejor posible con la saliva, que junto a su función de preparar la digestión tiene la función de transmitir al sistema digestivo una información de la que depende decisivamente el resto de la digestión. Todos estos procesos no pueden tener lugar si simplemente nos tragamos los alimentos y las bebidas y suponemos que el estómago ya se las arreglará. Si fuera así, no necesitaríamos la saliva ni las muelas. Y si no las necesitáramos, no las tendríamos.

De este modo hemos completado el primer capítulo del manual de instrucciones de nuestro cuerpo y hemos comprendido por qué a Isabel le bastó con estos simples consejos para tener éxito rápidamente. Cualquier persona puede y debe llevar a la práctica de inmediato estos consejos para hacer sus propias experiencias. De lo contrario, sólo tendríamos una teoría gris que aceptamos o rechazamos sin más. Pero un cambio real sólo se puede producir si tenemos experiencias propias. En el próximo capítulo veremos cuáles pueden ser esas experiencias a largo plazo.

3. El mito de la vida eterna

¡La inmortalidad! Un sueño antiquísimo de la humanidad. En todas las culturas y en todos los tiempos ha habido relatos mitológicos de personas que han intentado desentrañar el secreto de la vida eterna, de santos o «hijos de Dios» que vivieron muchísimos años, de misteriosas curas de rejuvenecimiento que devolvían a la gente su frescura juvenil y les ayudaban a vivir más tiempo. En el racional mundo de hoy se piensa que esos testimonios son leyendas entretenidas o fábulas que hay que interpretar psicológicamente. Sin embargo, el mito de la vida eterna sigue estando presente en nuestras cabezas y en nuestros corazones. Pero no solemos ponerlo en relación con el cuerpo, sino con otros niveles. Durante los últimos siglos, las religiones y la espiritualidad han ofrecido a la mayor parte de la gente la perspectiva de una existencia más allá del escaso tiempo en la Tierra. Pero estas dimensiones las tomamos cada vez menos en serio, por lo que las teorías científicas recientes trasladan la discusión de la longevidad a nuestros genes. De acuerdo con ellas, la meta de nuestra existencia en la Tierra consiste en proporcionar a nuestros genes la máxima capacidad de supervivencia. Por tanto, las personas que tienen muchos hijos y nietos y que de este modo entregan sus genes a las generaciones futuras se aseguran la «vida después de la muerte». A mucha gente esto no le basta o le resulta demasiado impersonal, por lo que se eternizan mediante acciones políticas, en el peor de los casos mediante guerras o dictaduras. Otros se eternizan mediante obras científicas o artísticas; otros, mediante inversiones financieras que han de perdurar en el tiempo en forma de fundaciones o de organizaciones humanitarias. Últimamente, la gente de la calle, que no puede alcanzar la fama ni en la política, ni en la ciencia, ni en el arte ni en las finanzas, tiene la posibilidad de permanecer en el recuerdo de la posteridad haciendo alguna cosa extraordinaria (por más absurda que sea) para el libro Guinness de los récords. Para unos pocos, todo esto es demasiado abstracto, por lo que depositan todas sus esperanzas en la ciencia y en la técnica del futuro. Ordenan que sus cuerpos (o sólo sus cabezas) sean congelados después de morir, con la esperanza de que los progresos de la humanidad permitirán en las próximas décadas o siglos devolver a la vida (a una vida más larga) a los cadáveres congelados.

¿De dónde procede este profundo anhelo del ser humano por vivir más tiempo o incluso eternamente? ¿Es sólo un sueño o tiene una base seria? Seguro que todos hemos reflexionado alguna vez sobre la peculiar división del tiempo que hoy suele caracterizar a la vida de una persona. Tras una infancia extraordinariamente larga, en la que dependemos más o menos del cuidado de nuestros padres, a las dos décadas comenzamos a movernos por la vida por nuestra propia cuenta. Luego sigue la fase en la que buscamos y encontramos nuestro lugar en la vida, durante la cual estamos en excelente forma corporal y espiritual. Sorprendentemente, esta fase dura mucho menos que la primera fase. Pues casi todos los expertos están de acuerdo en que la decadencia corporal comienza entre los 28 y los 35 años de edad e incluso avanza rápidamente en el caso de algunas personas. La capacidad espiritual se suele mantener unos años más, pero entonces empieza a decaer. Las fuerzas ceden, los problemas comienzan, las enfermedades se convierten en nuestras compañeras habituales. Envejecemos. A partir de los cuarenta años, todos visitamos habitualmente al médico; a partir de los cincuenta, nos han operado al menos una vez; a partir de los sesenta, dependemos del cuidado de otras personas, y acabamos muriendo. Esta parece ser la triste realidad que cada cual conoce en su propia vida y más aún en la vida de sus familiares y amigos, de toda la humanidad. Y sin embargo hay quien no se resigna a esta situación. ¡Con razón! Pues el proceso de decadencia lenta es insólito en la naturaleza. En la naturaleza libre, todos los seres vivos (animales y plantas) crecen y se desarrollan continuamente durante toda su vida hasta el momento en que mueren, si acaso tras una breve fase de decadencia. Ni los árboles, ni los lobos ni los antílopes tienen una decadencia como la del ser humano, que dura media vida. ¿Por qué le pasa esto al ser humano, a la corona de la Creación?

Otro interrogante se presenta cuando comparamos la duración de la vida, sobre todo la fase de plenitud corporal y espiritual, con la fase infantil de desarrollo y aprendizaje. ¿No derrocha la naturaleza su energía al hacer que un ser humano crezca durante veinte años bajo el cuidado de sus padres si apenas diez o quince años después pasará a la decadencia y morirá en un estado corporal y espiritual penoso tras haber dependido de otras personas más incluso que durante la infancia? En el mundo animal de la naturaleza libre no sucede nada parecido. Es verdad que hay muchos animales que viven menos tiempo. Pero su fase de infancia y de desarrollo también es más breve. La proporción es completamente diferente, más productiva y sensata.

Por tanto, tenemos que preguntarnos por qué el ser humano, la corona de la Creación, sale tan mal parado en este aspecto.

Por desgracia, la investigación científica no nos da una respuesta. Pues su punto de partida es el «caso normal» existente, que analiza estadísticamente y cuyos procesos describe como la realidad normal e inmutable. Sólo unos pocos (los «espíritus superiores») miran más allá de lo normal y elaboran pensamientos más profundos. Así, el célebre médico e investigador del estrés Hans Selye escribe: «En todas mis autopsias, y he hecho más de mil, nunca he visto una persona que haya muerto de vieja. Creo que nadie ha muerto nunca de viejo. Morimos porque una parte fundamental del cuerpo se deteriora demasiado pronto en relación con el resto».

¿No recuerda esto a nuestra comparación con el coche? En efecto, los coches menos buenos no se estropean porque los hayan construido mal, sino porque partes fundamentales dejan de funcionar como consecuencia del mal uso o del mal mantenimiento. El deterioro suele comenzar porque no se cambia el aceite, porque el nivel de aceite es bajo, porque los filtros están sucios o por cualquier otra «menudencia».

Aquí llegamos al límite de nuestra comparación. Pues cuando un coche sufre un defecto mecánico, ya sea por un uso defectuoso o por un accidente, hay que repararlo. Aunque a partir de ahora cuidemos el coche de acuerdo con todos y cada uno de los capítulos del manual de instrucciones, el daño no se reparará por sí mismo e incluso empeorará hasta que el coche ya no tenga remedio. Con nuestro cuerpo sucede algo diferente. Pues dispone de unos mecanismos de auto-reparación ingeniosísimos que (si no les estorbamos) mantienen en funcionamiento a todas sus partes. Estos mecanismos van incluso más allá de la reparación de los daños. Así, nuestro cuerpo renueva continuamente todos sus componentes, átomo por átomo. De este modo consigue de una manera muy inteligente que los tejidos más sensibles y gastados sean sustituidos rápidamente, y los tejidos más fuertes y menos gastados lentamente, con lo cual todos ellos están siempre en forma. Tras un año, casi todos los átomos de nuestro cuerpo han sido sustituidos por otros, un proceso casi inimaginable. Por consiguiente, no debería haber problemas o trastornos provocados por la degeneración o por el deterioro.

Imaginémonos que vivimos en una casa todos cuyos componentes se renuevan cada año, ladrillo a ladrillo. Una fuerza invisible se ocupa continuamente de sustituir cada ladrillo por uno nuevo, hasta que toda la casa esté integrada por componentes nuevos, pero mantenga su forma anterior. En una casa así no debemos preocuparnos por su deterioro, por su decadencia. No durarán ni siquiera los daños que causen las influencias exteriores, pues desaparecerán a más tardar en un año gracias al proceso automático de renovación. Una idea fantástica, ¿verdad? Pero mucho más fantástico es el hecho de que vivimos en una casa como esa, en nuestro cuerpo. Hoy, nuestro cuerpo no es el mismo que hace un año; cada uno de sus átomos ha sido sustituido en el ínterin por uno nuevo. Y dentro de un año nuestro cuerpo no será el mismo que hoy. Cada una de sus partículas será renovada. Entonces habrán desaparecido todos los trastornos, todas las degeneraciones, todos los deterioros, incluso los daños causados por nuestro maltratado medio ambiente.

Ahora bien, aquí parece haber un error. Pues hay enfermedades, problemas, daños, que ya teníamos el año pasado, y hace dos años. No parecen haber mejorado, sino empeorado. En algún lugar tiene que haber un error. Pero, ¿dónde? Podemos confiar plenamente en los científicos que han constatado este proceso de renovación, pues en esas mediciones cuantitativas son muy buenos. Aunque se hubieran equivocado un par de meses en la duración del proceso, no pasaría nada. Así que tenemos que buscar en otro sitio.

A la luz de nuestra comparación con la casa podemos distinguir tres causas de esta contradicción:

a) El proceso de renovación está mal dirigido. Si algunas partes de la casa son excluidas por error o no se reparan las grietas de la pared, sino que se conservan cuidadosamente, la casa no será «nueva» un año después.

b) Los materiales con que sustituimos los materiales viejos son defectuosos. Entonces no se tratará de una mejora, sino de un empeoramiento de la situación actual, por ejemplo si un ladrillo poroso es sustituido por un ladrillo defectuoso o por otro más poroso todavía, o cuando ciertos elementos de construcción faltan o no se pueden renovar.

c) Los daños se producen con más rapidez que la reparación. Si, por ejemplo, cada semana se rompe una ventana, pero sólo cada cuatro semanas cambiamos una, el proceso de renovación va demasiado lento. Igualmente si un agujero en el techo aumenta con cada ráfaga de viento y con cada chaparrón y causa daños en partes cada vez más grandes de la casa.

¿Qué significa esto en relación con nuestro cuerpo?

El tercer caso está muy claro. Si sufrimos un accidente grave o estamos muy enfermos, es absurdo que confiemos en el proceso anual de renovación y que no tomemos medidas inmediatamente. Pero no estábamos hablando de esos casos.

El segundo caso se refiere a nuestra alimentación. El resultado de la renovación de nuestro cuerpo sólo puede ser tan bueno como las materias primas que empleemos en ella. Si damos a nuestro cuerpo alimentos de poco valor, que ni siquiera contienen todas las sustancias esenciales, no podemos esperar que el proceso de renovación tenga un éxito completo. Para encontrar indicaciones, ejemplos y recomendaciones que muestran que la alimentación habitual hoy es un factor muy importante en la mayor parte de las enfermedades degenerativas, no tenemos que buscar mucho, ni siquiera en la medicina oficial. Comemos demasiada grasa, demasiada albúmina, demasiado azúcar, poca fibra, pocas vitaminas y minerales, por no mencionar más que unos ejemplos. Además, los componentes se ven alterados por el tratamiento industrial y por su combinación con otros alimentos. Y de momento sólo estamos hablando de la composición molecular de nuestra alimentación, no del contenido de información. De él hablaremos en detalle más adelante.

Por si nuestras propias experiencias no fueran bastante malas, sobre este tema se han realizado experimentos con ratas inocentes. Los mencionamos porque tal vez le resulten instructivos a alguien. A varios tipos de ratas de laboratorio se les suministró durante cierto tiempo la alimentación típica de varias sociedades humanas. Al llegar a la edad que en el ser humano corresponde a los cincuenta años, las ratas fueron sacrificadas y se les realizó una autopsia. El resultado fue que cada grupo tenía las enfermedades propias de la sociedad humana correspondiente. Por ejemplo, las ratas alimentadas a la manera británica mostraban la misma proporción de enfermedades cardíacas, cáncer, diabetes, etc., que la población británica. Esto debería bastar como prueba de que la comida rápida habitual hoy, las comidas preparadas y las insensateces que hacemos en nuestra cocina son perjudiciales para nuestra salud y para nuestra esperanza de vida.

Hay personas que se han dado cuenta de esto y que intentan alimentarse de una manera más consciente, basada en las frutas, las verduras y los alimentos frescos, pero que no disfrutan de la salud inquebrantable y de la juventud eterna que deberían ser la consecuencia del proceso de renovación. ¿A qué se debe esto? Una parte del problema, que no afecta sólo a estas personas, radica en los alimentos mismos. Los investigadores han llegado a la conclusión de que (por ejemplo) una coliflor o una zanahoria comprada hoy sólo contiene una pequeña parte de los minerales que esa planta tenía hace treinta o cuarenta años. Aunque nos alimentemos de una manera sana y consciente, nuestro cuerpo no obtiene las sustancias que cabría esperar. La causa está en la moderna agricultura industrial y química, que ha explotado tanto los campos que gran parte de las verduras del supermercado no son más que abono químico cubierto con una capa de color y protegido de la putrefacción con pesticidas. La alternativa es, sin duda, la agricultura biológica, que hace crecer a las plantas de una manera mucho más cercana a la naturaleza. Pero a la vista (entre otras cosas) de los precios tan elevados hay que fijarse bien en si lo que se nos ofrece es lo que dice la etiqueta. Pues no siempre es así, sino que hay etiquetas engañosas. En todo caso, la fruta y las hortalizas verdaderamente biológicas tienen otro problema. Como los precios son altos y las condiciones de transporte y almacenamiento a menudo no son las adecuadas, es muy importante desde el punto de vista de la rentabilidad que el producto no se pudra. Por eso, a menudo los frutos se recogen más verdes que en la agricultura convencional, por lo que las sustancias nutritivas no llegan a formarse. Al final, tenemos una manzana o un tomate que han crecido de manera natural, pero que fueron recogidos antes de que se hubieran desarrollado las sustancias importantes para nuestra salud.

Para evitar estos problemas, cada vez más gente recurre a los «complementos nutricionales». Se trata de preparados, casi siempre en forma de pastillas, que presuntamente contienen todo lo que le falta a nuestra alimentación. Esta idea es sensata, procede (entre otros) del científico Linus Pauling, que ya a principios de los años setenta reflexionó sobre las sustancias necesarias para nuestro metabolismo. Le interesó sobre todo la vitamina C, e intentó demostrar en su propio cuerpo que el consumo habitual de esta vitamina prolonga la esperanza de vida. Cuando Pauling falleció en 1994 a la edad de noventa y tres años, la demostración parecía haber tenido éxito. Ahora bien, Pauling también había afirmado que la vitamina C previene el cáncer, y sin embargo enfermó de cáncer de próstata en 1991. Lo que Pauling y la mayor parte de la gente no comprenden (y lo que él tal vez no podía comprender en tanto que representante de nuestro sistema científico moderno) es que ni en el cuerpo humano ni en la naturaleza animada hay sustancias aisladas. Todo es una combinación de diversos elementos, los cuales sólo surten efecto en esta combinación. Un componente aislado es mucho menos eficaz o simplemente ineficaz.

Hemos llegado así al punto tal vez más importante para nuestra alimentación, al metabolismo. Hemos hablado mucho de las sustancias necesarias para nuestro cuerpo y de su presencia en los alimentos. Pero, ¿de qué sirven todas estas sustancias si nuestro sistema digestivo ha perdido la capacidad de extraerlas de los alimentos? Podemos comer alimentos sanos, caras verduras biológicas, carísimos complementos nutricionales, pero los expulsaremos prácticamente sin elaborar la próxima vez que vayamos al cuarto de baño. Y a nuestro cuerpo le seguirán faltando las sustancias que necesita urgentemente. Es por este punto por donde tenemos que empezar, pues si el metabolismo no funciona, no vale la pena que nos preocupemos por la presencia de esta o aquella sustancia en nuestra alimentación. ¿No estamos atrapados en un círculo vicioso? Pues si nuestro metabolismo no funciona, ¿cómo podemos extraer de los alimentos las sustancias que necesitamos y que el propio metabolismo necesita para funcionar? No nos asustemos, pues el problema no es el defecto, sino el exceso. Para conseguir que nuestro fuego digestivo (del que ya hemos hablado en el capítulo anterior) vuelva a arder bien, no tenemos que añadirle ciertas sustancias, sino que tenemos que aligerarlo. Pues la problemática de nuestro sistema digestivo que acabamos de describir corresponde a la situación en que un fuego que ya sólo arde débilmente, que está a punto de apagarse, es sepultado por una montaña de combustible. Sólo si lo aligeramos, dejará de humear y se fortalecerá. Muchos años de sobrecarga han dejado sin fuerzas a nuestro sistema digestivo. Tengamos en cuenta que el estado normal es el estómago vacío y el intestino vacío, que sólo después de ingerir alimentos movilizan sus fuerzas, elaboran los alimentos ingeridos y a continuación vuelven al reposo. Por el contrario, la realidad de la mayor parte de la gente hoy es un estómago siempre lleno y activo, al que no dejamos descansar ni de noche. Los innumerables tentempiés y las comidas a deshoras imponen a nuestro sistema digestivo una actividad constante, y a menudo con sustancias difíciles de digerir. A esto hay que añadir los numerosos alimentos incompatibles que mezclamos entre sí. Nuestro estómago y nuestro intestino se ven obligados a hacer malabarismos continuamente y no pueden completar ningún trabajo de digestión, pues reciben sin parar alimentos que no han pedido y que no les convienen. ¿Hay que extrañarse de que su efectividad disminuya con el paso del tiempo? Y todavía no hemos hablado de cómo afectan los problemas psíquicos, como el estrés, al sistema digestivo.

La única solución está en el amigo que hemos conocido en el capítulo anterior, el hambre. Tenemos que volver a cultivar el hambre correcta y hacer arder lo más fuerte posible a nuestro fuego digestivo para que el alimento que ingiramos a continuación sea descompuesto, elaborado y metabolizado a la perfección. Entonces, también el problema de las sustancias necesarias se resolverá por sí mismo. Pues una alimentación sana, variada y natural contiene (hoy igual que en el pasado) la cantidad suficiente de las sustancias que nuestro cuerpo necesita para llevar a cabo su proceso de reparación y renovación. También sobre esto hay un experimento muy interesante que fue realizado en el Instituto de Tecnología de Massachusetts (MIT). Un grupo de ratones recibió el cuarenta por ciento menos de calorías que el grupo de comparación, que recibía una alimentación normal. El resultado fue que los ratones menos alimentados vivieron el doble. ¿Esto no debería hacernos reflexionar y mirar con más simpatía al hambre?

Repito: no se trata de pasar hambre, sino de hacer del hambre un componente habitual de nuestro comportamiento cotidiano. A cambio obtendremos una salud mejor y una esperanza de vida mayor.

«¿Pero qué vida es esa? Si no puedo disfrutar de nada, prefiero renunciar a esos años de más.» Esta objeción la oigo a menudo en mis conferencias y en mis asesoramientos cuando hablo de este tema. Se trata de un malentendido trágico. Pues comer en exceso conduce no sólo a más enfermedades y a más degeneración. Ante todo, nos embota corporal y espiritualmente, nos quita la alegría de vivir, la vitalidad, la ligereza e incluso los placeres sensoriales en nombre de los cuales hacemos todo eso. Nuestras sensaciones gustativas y olfativas ya están tan embotadas que necesitan estímulos cada vez más fuertes para seguir percibiendo. Ya apenas se puede hablar de «placer». Por el contrario, quien vuelva a cultivar su hambre verá cómo sus sentidos se agudizan, cómo percibe unos olores y unos sabores cada vez más sutiles, cómo de repente le gustan unos alimentos que antes despreciaba. Entonces volvemos a conocer los sabores sutiles, los aromas delicados, el placer real, y no sólo por cuanto respecta a la comida. Pues la alimentación correcta hace que todo el cuerpo sea más sensible, por lo que grandes experiencias corporales y sexuales nos esperan al adoptar el comportamiento correcto. En pocas palabras: los placeres y la alegría de vivir no decrecen al cultivar el hambre, sino que sucede todo lo contrario, pues es entonces cuando conocemos el verdadero placer, que ahora buscamos inútilmente.

Sobre este tema voy a contarles la historia de una mujer a la que en los años setenta los medios de comunicación dedicaron mucho espacio. Se llamaba Eula, vivía en California, tenía 81 años, medía un metro sesenta y pesaba 45 kilos desde hacía 40 años. Tenía la tensión alta, problemas cardíacos y artritis. Pero su problema más importante era la enfermedad «del escaparate»: en cuanto caminaba treinta metros, Eula padecía unos dolores tan fuertes en las piernas que tenía que detenerse (normalmente ante un escaparate para disimular). A menudo, los dolores eran tan intensos que Eula no podía volver a casa por sus propios medios. La causa eran trastornos en el riego sanguíneo de las piernas provocados por la arteriosclerosis, por concreciones en los vasos sanguíneos. El mismo problema le surgió en las manos, donde llegó a ser tan fuerte que en verano tenía que usar guantes. Además, Eula padecía angina de pecho desde hacía quince años, y seis años antes fue ingresada en un hospital debido a un infarto. A la edad de ochenta y un años, Eula oyó hablar de un sistema que eliminaba las enfermedades cardíacas e incluso la artritis cambiando los hábitos alimenticios y llevando a cabo ligeros movimientos dinámicos. Eula se informó, cambió su alimentación y comenzó con el programa. Cuatro años más tarde, cuando Eula ya tenía ochenta y cinco años, su salud había mejorado tanto que participó en la olimpiada de la tercera edad y ganó la medalla de oro en las carreras de media milla y de una milla. Un año después volvió a participar y ganó otras dos medallas de oro. A los noventa años, aún corría todos los días una milla.

Este caso nos muestra de manera impresionante que los mecanismos naturales de reparación y regeneración de nuestro cuerpo son capaces, aunque estemos muy enfermos o seamos muy mayores, de renovar el cuerpo si creamos las condiciones para que trabajen. El factor más importante es la alimentación, pero el movimiento correcto también es fundamental.

De este ejemplo también podemos aprender otra cosa. Y así volvemos al primer punto de nuestras reflexiones anteriores, cuando nos preguntábamos si todo el proceso corporal de renovación puede transcurrir defectuosamente y estar mal dirigido. Pues, ¿quién dirige este proceso? Nuestro espíritu. Así pues, junto a todos los factores corporales de los que hemos hablado el espíritu también desempeña una función decisiva. Pues el espíritu no sólo influye sobre nuestro comportamiento, que indirectamente es co-responsable del funcionamiento de nuestro cuerpo, sino que además controla directamente la renovación continua de nuestro cuerpo. Si el espíritu considera normal una «grieta en la pared», dirigirá de tal modo la sustitución de los ladrillos que esta grieta se conserve y no desaparezca. O si considera incorregibles ciertos daños, no los renovará.

Con todos los problemas que tenía, Eula habría podido decirse que ya tenía ochenta y un años y que no se encontraba en peor estado que la mayoría de los americanos de su edad. La mayor parte de la gente y de los médicos le habría dicho que tenía razón, pues a esa edad es normal haber muerto ya: si vivimos tantos años, es inevitable que padezcamos ciertos trastornos. Si Eula hubiera pensado así, su espíritu habría transmitido esta realidad a su cuerpo, pues habría sido su realidad. Eula habría malvivido un poco más con sus problemas y habría fallecido. Un caso completamente normal. Pero Eula no pensó así. Algo en ella le hizo creer que incluso a su edad y con sus enfermedades podía mejorar. Así que dio a su cuerpo otra base: en el plano material, mediante la alimentación y el movimiento; en el plano espiritual, mediante su actitud. El resultado ya lo conocemos.

La pregunta que tenemos que plantearnos a la vista de todo esto es qué es lo «normal». Esta pregunta va mucho más allá de lo puramente científico o filosófico. Pues mediante la respuesta que le demos formamos nuestro propio destino, nuestro propio futuro. Cada cual tiene que responder a esta pregunta por sí mismo, y podrá guiarse o por la gran mayoría o por los pocos que han demostrado con su ejemplo que algo diferente es posible, que la situación de la mayoría no es más que un error lamentable. Si una persona de 81 años es capaz de llevar a cabo este cambio radical, y si centenares o incluso miles de personas más han sido capaces, debería quedarnos claro que la decadencia a partir de los 28 o de los 35 años no es un error de la naturaleza, sino un error del ser humano. Ahora sabemos de dónde procede el indefinible anhelo de una vida larga con salud y vitalidad, el anhelo de inmortalidad. Y deberíamos comprender que mediante nuestro comportamiento podemos añadir a nuestros años mucha más vida de lo que hasta ahora se ha considerado normal. Pero, ¿podemos añadir también años a la vida? ¿Podemos influir con nuestro comportamiento no sólo sobre la cualidad de nuestra vida, sino también sobre su cantidad?

Volvamos al experimento de las ratas que recibieron la alimentación típica de varias culturas humanas. Este experimento ya lo llevó a cabo en la primera mitad del siglo pasado el científico británico Sir Robert McCarrison, que pasó muchos años en la India y se quedó sorprendido ante la excelente salud y la longevidad de algunos grupos humanos, sobre todo de los hunzas, una pequeña tribu que vivía completamente aislada en el Himalaya. Los hunzas fueron visitados durante los años sucesivos por varios científicos, aventureros y periodistas, gracias a lo cual tenemos algunos informes sobre su vida. Todos ellos hablan de una gran vitalidad, de un aspecto impresionante y de una salud excelente. Los hunzas no padecían enfermedades degenerativas, tan habituales entre nosotros. Para ellos era normal vivir más de cien años. Habitualmente llegaban a los ciento diez o a los ciento veinte años, algunos incluso a los ciento treinta. A una edad avanzada todavía disfrutaban de buena salud. A los cien años todavía veían bien y disponían de todos sus dientes. Las mujeres de ochenta años parecían norteamericanas de cuarenta, y los hombres todavía tenían hijos a los noventa y a los cien años. Los hunzas no conocían el sobrepeso, y para ellos era normal trabajar en el campo hasta el final de sus días.

¿Cómo es posible? Mejor dicho: ¿cómo fue posible? Pues este pueblo retirado parece haber adquirido entre tanto las «conquistas» de la civilización. Los relatos de viajeros recientes hablan de una degeneración tremenda en dirección a lo que entre nosotros ya es «normal». McCarrison intentó dar respuesta a esta pregunta con sus experimentos con ratas. Cuando hizo la autopsia a las ratas alimentadas a la manera hunza una vez que habían llegado a la edad equivalente a los cincuenta años de los seres humanos, no encontró nada: ni enfermedades cardíacas, ni cáncer, ni diabetes, ni apoplejía, ni osteoporosis, ni obesidad, ni enfermedades intestinales, renales o hepáticas. Esto le sorprendió muchísimo, sobre todo al compararlo con los otros grupos de ratas, que presentaban síntomas de todo tipo de enfermedades, así como degeneraciones. McCarrison realizó entonces un segundo experimento en el que alimentó a un grupo de ratas a la manera hunza, siguió con sus descendientes y mató cada cierto tiempo a algunas ratas para hacerles la autopsia. De este modo, observó el proceso durante varias generaciones y no encontró indicios de degeneración a largo plazo.

Así pues, un factor esencial para la extraordinaria salud y longevidad de los hunzas parece haber sido su alimentación, que estaba formada básicamente por ingredientes frescos, apenas contenía carne y no era muy abundante. Se dice incluso que en primavera ayunaban durante unas semanas si sus provisiones se agotaban antes de que llegara la nueva cosecha. El segundo factor era su consciencia. Para los hunzas era normal llegar con buena salud a la vejez. Si uno de ellos se hubiera puesto enfermo con ochenta años, se habrían extrañado y habrían buscado las causas para combatirlas. Cuando uno de nosotros se pone enfermo a los ochenta años, decimos que es normal. Nadie busca las causas, sino que nos hacemos a la idea de que esa persona va a morir en poco tiempo. Pues lo «normal» es haber muerto ya a esa edad.

Los hunzas no eran el mejor ejemplo de un comportamiento perfecto en armonía con las leyes naturales. También ellos cometieron errores, como dejó claro su rápida decadencia tras entrar en contacto con la civilización. Pero muchas cosas las hicieron mejor que nosotros, por lo que son un ejemplo para nosotros de lo que se puede conseguir. Tal vez sea verdad lo que dice el ayurveda convencional y lo que también figura en la Biblia: que la duración normal de la vida humana es de 120 años. Pero la Biblia también dice que Adán vivió 930 años y que a la edad de 130 engendró a su hijo Set, que a su vez vivió 912 años, etc., hasta llegar a Noé, que tenía 600 años cuando se produjo el diluvio universal. ¿Qué debemos pensar de estas edades? En el Ramayana, de la tradición védica, hay personas que viven miles de años. Y sin embargo hoy estamos muy orgullosos de que nuestra esperanza de vida aumente año tras año, habiendo pasado de los treinta años de tiempos de los romanos a los ochenta años de hoy. ¡Qué enorme mérito de la ciencia médica! Ya que no nos da la salud completa ni el bienestar real, al menos nos permite vivir más tiempo. ¿O no? Trasladémonos por un instante a tiempos de los romanos, o a la Edad Media, cuando la esperanza de vida apenas era de treinta años. En la antigua Grecia no pasaba de veinte años. ¿Quién criaba a los hijos si sus padres morían poco tiempo después de que nacieran? Los niños no crecían más rápidamente que hoy, y la madurez sexual se alcanzaba incluso más tarde. Nadie conocía a sus abuelos, pues una persona de sesenta, setenta u ochenta años tenía que resultar tan exótica como hoy una persona de ciento diez o ciento treinta años. Sin embargo, en las obras literarias figuran ancianos, como si hubieran sido numerosos. Tenemos que habernos equivocado en algo.

Veamos en qué nos hemos equivocado, pues aquí está en juego nuestra idea de normalidad. ¿Cómo se calcula la esperanza de vida, o más exactamente la esperanza media de vida? Se trata de la media aritmética de la edad que la gente ha alcanzado al morir. Puede servirnos de ejemplo sencillo un grupo humano pequeño en el que en un año determinado han muerto trece personas. Una tenía cien años; las otras doce personas, un mes. Esto no es absurdo, pues hasta hace unos años la mortalidad infantil era enorme. Si sumamos las edades alcanzadas por esas trece personas, el resultado es 101 años; dividido entre trece, obtenemos la media de edad: 7,77 años. La esperanza media de vida en ese grupo humano y en ese año fue de 7,77 años. Es decir, los miembros de ese grupo murieron por término medio a la edad media de 7,77 años, aunque el único adulto murió a los cien años. Esto está bien calculado y corresponde exactamente a los hechos, pero la interpretación de esta cifra ha de ser completamente diferente de la que hacemos normalmente de la esperanza de vida. No se trata de la edad a que la gente muere normalmente, sino de una media estadística de todas las personas que han muerto. Una mortalidad infantil alta reduce mucho esta media, como hemos visto en el ejemplo.

Lo mismo sucedió en el pasado. Los griegos, los romanos, los medievales, envejecieron con toda normalidad si consiguieron sobrevivir a los primeros años de la vida. La mayor parte murió al nacer o poco tiempo después de nacer, lo cual redujo la media estadística. Una vez que los niños cumplían cuatro o cinco años, habían salido de la zona de peligro y alcanzaban por término medio la misma edad que nosotros. Esto lo dejan claro las crónicas y los documentos literarios. El incremento de la esperanza de vida no significa que la gente alcance una edad más elevada, sino que cada vez menos personas (sobre todo niños) mueren antes de tiempo. Esto no es mérito de la investigación médica, sino del incremento de la higiene durante el parto.

Por cuanto respecta a la salud general, la tendencia es la contraria. Hace unos siglos, la gente llegaba sana a la vejez y conservaba la frescura espiritual, mientras que hoy la gente cae enferma cada vez más pronto. Los problemas circulatorios, los infartos y el cáncer los padecen cada vez más las personas de treinta y de veinte años, incluso los niños. Mientras que hace unos siglos era «normal» padecer el cáncer a una edad avanzada, esta barrera la hemos roto hacia abajo y es cada vez más frecuente que personas jóvenes mueran de cáncer. Probablemente, esta situación todavía no se refleja en las estadísticas porque los procedimientos técnicos para mantener artificialmente vivos a los enfermos han mejorado mucho. Ahora bien, ¿pasar unas semanas o unos meses conectado a un pulmón artificial o a un riñón artificial es lo que entendemos por vivir durante más tiempo? No, y por eso a muchos jóvenes no les hace ilusión vivir muchos años. Prefieren morir pronto a vegetar y ser desconectados de la vida de una manera indigna.

Veamos, por último, un ejemplo muy interesante de la Inglaterra del siglo XVII, cuando la esperanza media de vida era de unos treinta años. En 1635, el rey Carlos I invitó a un campesino llamado Thomas Parr, del condado de Shropshire, a acudir a la corte. Según consta en los documentos, Thomas Parr fue bautizado en 1483: en 1635 tenía 152 años. Hay documentos que demuestran que en 1518 (a los treinta y cinco años de edad) heredó las tierras de su padre, que en 1563 (con ochenta años) se casó por primera vez y en 1605 (con ciento veintidós años) por segunda vez. Con su primera mujer tuvo un hijo y una hija, que murieron muy pronto. También hay un documento eclesiástico que demuestra que a la edad de ciento cinco años tuvo que hacer penitencia pública porque engañó a su mujer y tuvo un hijo fuera del matrimonio. Su consejo para vivir muchos años era: «Mantén la cabeza fría mediante la temperatura, y los pies calientes mediante el movimiento. Levántate temprano, acuéstate pronto. Y si quieres llegar a ser alguien, ten los ojos abiertos y la boca cerrada».

A Carlos I le entusiasmó la viva inteligencia y la excelente memoria de Thomas y le invitó a residir en su palacio de Londres hasta el final de sus días. Thomas aceptó la oferta y vendió sus tierras, pero a las pocas semanas murió durante un banquete. Carlos I, extrañado, ordenó al cirujano de la corte (William Harvey) que hiciera una autopsia al cadáver, la cual llegó a la conclusión de que la causa de la muerte era un «trastorno digestivo grave» provocado por un «abuso inusual de la comida». Por orden del rey, Thomas Parr fue enterrado en la abadía de Westminster. Tenía 152 años y nueve meses, y durante su vida Inglaterra tuvo diez reyes diferentes.

Esta historia verdadera nos permite conocer la vida de los siglos pasados mucho mejor que la interpretación equivocada de las estadísticas de la esperanza de vida. Sobre todo, nos muestra de manera ejemplar la diferencia entre la gente sencilla y los nobles. La gente sencilla, que no tenía muchas cosas y no nadaba en la abundancia, era sana, vital, y alcanzaba una edad considerable con frescura corporal y espiritual. Por el contrario, los nobles vivían en la sobreabundancia, padecían ya de jóvenes todo tipo de problemas, degeneraban corporal y espiritualmente y morían relativamente jóvenes. Los diez reyes a los que Thomas Parr sobrevivió dejan esto completamente claro.

Lo terrible era y sigue siendo que la normalidad no la definía el pueblo, sino la nobleza, y que el pueblo deseaba vivir como los nobles. Thomas Parr pagó este error con su vida en poquísimo tiempo, y nosotros deberíamos desengañarnos de una vez a este respecto. Ya va siendo hora de que comprendamos quiénes son nuestros amigos y quiénes nuestros enemigos.

Resumiendo, podemos decir que nuestro cuerpo y la naturaleza cumplen todos los requisitos para realizar el sueño de una vida larga con salud y sabiduría. Sólo tenemos que cambiar radicalmente nuestra actitud y nuestro comportamiento. Varios científicos dicen que desde el punto de vista fisiológico debería ser posible vivir 130 o incluso 150 años. Para llegar a esta conclusión, se basan en el funcionamiento actual de nuestra fisiología, pero no toman en cuenta nuestra consciencia y los potenciales de desarrollo todavía desconocidos. Pero si tomamos en cuenta la posibilidad de que en nosotros haya unos mecanismos ocultos que podrían no sólo mejorar gradualmente el estado actual, sino provocar un salto cuántico, los relatos de las viejas tradiciones pasan no al ámbito de lo imaginable, pero sí al de lo pensable.

Para realizar esto que podemos pensar, hacen falta muchos desarrollos profundos en el cuerpo y en el espíritu, todos los cuales comienzan por el mismo paso. Demos este primer paso y hagamos que en el momento oportuno le sigan el segundo, el tercero, etc., y entonces nos encontraremos en un camino que nos conducirá con seguridad a una salud mejor, a una claridad espiritual mayor y a una vida más larga y plena. De nuestra perseverancia, de nuestra voluntad y de nuestra convicción dependerá hasta dónde lleguemos, cuántos años vivamos, cuántos mecanismos ocultos saquemos a la luz. Aquí, los límites sólo los ponemos nosotros mismos, nuestro comportamiento y nuestra consciencia. Pues por naturaleza todo está en nuestras manos, también la eternidad. En nuestra existencia real como corona de la Creación, como imágenes de Dios, no estamos limitados por nuestro cuerpo y podemos abandonarlo, en posesión total de nuestra vitalidad corporal y de nuestra claridad espiritual, cuando llegue el momento oportuno de acuerdo con nuestro destino. Además, tenemos acceso ilimitado a la verdadera eternidad más allá de nuestra envoltura material. Pero para realizar todo esto, es imprescindible un cambio profundo de nuestra consciencia y de nuestro comportamiento.

4. Conscientes

Tras una conferencia sobre la meditación en una pequeña ciudad del sur de Alemania, una joven vino a un dárshana. Se llamaba Marta, tenía casi treinta años, era de estatura mediana, tenía una figura bonita y un rostro hermoso, pero parecía triste. Me contó que se sentía mal, que le faltaba la alegría de vivir. Aunque propiamente lo tenía todo y no había ninguna razón clara para que se sintiera así, estaba deprimida. Su médico le había diagnosticado depresiones endógenas y le había recomendado un psiquiatra. Pero antes de dar este paso, Marta quería saber qué recomienda el Ayurveda Ritam en un caso así. Le dije que había hecho bien al venir, pues la medicina clásica no sabe qué hacer con el fenómeno de las depresiones endógenas y lo único que se le ocurre (como en tantos otros problemas que afectan al cuerpo y al espíritu) es recetar medicamentos, en este caso psicofármacos, que en general acaban por desquiciar al sistema nervioso. El hecho de que le hayamos puesto un nombre a una enfermedad no significa que la hayamos comprendido o que sepamos cómo curarla.

Por el contrario, el Ayurveda Ritam comprende este problema muy bien. Le expliqué a Marta que la depresión endógena es la expresión de un alma que no se siente a gusto en el cuerpo porque éste no le ofrece la base que ella necesita para funcionar y llevar a cabo su tarea. Como el mecanismo de funcionamiento del alma es el mundo de los sentimientos, el alma expresa su malestar a través de los sentimientos, con la esperanza de que el espíritu se dé cuenta de que algo no está en orden y busque una solución. Por tanto, el problema de fondo es el espíritu, que se ha extraviado en alguna dirección o que está tan ofuscado que no presta atención a las manifestaciones sentimentales del alma o las acalla con argumentos intelectuales. De este modo, el espíritu se aferra a comportamientos malos para nosotros porque él tiene intelectualmente otra convicción. Por consiguiente, tenemos que ayudar al espíritu a soltarse, a recuperar la franqueza y la libertad, para que pueda reordenar su comportamiento y armonizarlo con las necesidades del cuerpo y del alma. La ayuda perfecta para esto es la Samación Ritam, como yo había explicado en la conferencia de la víspera, pues en primer lugar libera al espíritu del nivel del pensamiento consciente en que está atrapado todo el tiempo, a continuación conduce a la eliminación de las viejas impresiones no elaboradas que impiden el funcionamiento normal, y por último da impulsos para reorientar y reestructurar nuestros modelos de pensamiento y de consciencia. Así pues, recomendé a Marta que participara en el curso de Samación Ritam que iba a comenzar catorce días después.

Pero también le recomendé otra cosa. Las depresiones endógenas tienen a menudo una causa muy concreta y fácil de combatir: el consumo de carne. Cuando un animal es conducido al matadero, sabe muy bien lo que le espera. Por eso produce en los últimos minutos de su vida una cantidad enorme de hormonas de estrés y de miedo, las cuales circulan por todo su cuerpo. Si una persona se come ese cuerpo, se come también esas hormonas, que surten en ella el mismo efecto (estrés y miedo) sin que haya una causa exterior que lo provoque. Por eso, mi segunda recomendación a Marta fue que dejara de comer carne, pescado, huevos, hongos y algas.

El curso de Samación Ritam comenzó catorce días después. Marta entró sonriendo en mi despacho. Antes de que yo pudiera preguntarle, me contó que se sentía mucho mejor. Desde hacía unos días, tenía la alegría de vivir que le había faltado en los últimos tiempos. Había llevado a la práctica en seguida mi consejo y había renunciado categóricamente a la carne, al pescado, a los huevos, a los hongos y a las algas.

«Al principio me costó mucho trabajo averiguar qué podría comer», me contó Marta, «pero desde que he comprobado que hay una gran variedad de alimentos de otro tipo disfruto probándolos y conociéndolos, y no creo que pueda llegar a comer todo lo que la naturaleza nos ofrece».

Lo decisivo fue que a los pocos días Marta ya se sentía muy aliviada. Como si un peso se le cayera de encima, su estado psíquico fue mejorando día a día, y la alegría y la felicidad volvieron a su vida.

«Tengo que confesarle», me contó sonriendo pícaramente, «que llegué a pensar que no necesitaba participar en el curso. Pues mis depresiones habían desaparecido. Pero entonces me dije: si este pequeño consejo de no comer carne ha tenido este resultado, ¡qué conseguirá la meditación! Así que me convencí plenamente de que debía venir al curso. Pues ahora sé por mi propia experiencia que usted no hace falsas promesas».

No pude evitar sonreír satisfecho. La alegría con que Marta me dijo esto contrastaba notablemente con el estado en que se encontraba unos días antes.

Sí, un pequeño consejo con grandes consecuencias. O al revés: un pequeño error con consecuencias desastrosas. La mayor parte de la gente no atribuye mucha importancia al consumo de carne, pues creen que un poco de carne no puede hacer daño, que simplemente no hay que pasarse. Pero no debemos olvidar que comemos «un poco» de carne tres veces al día, siete días a la semana, cincuenta y dos semanas al año, y esto desde hace treinta, cuarenta, cincuenta o sesenta años. De esta manera, hasta una cantidad mínima de veneno acaba produciendo una intoxicación mortal.

«¡Pero la carne no es un veneno! ¡Esa comparación es muy exagerada!». Vuelvo a oír las objeciones que cada una de mis conferencias sobre este tema provoca. «¡No seamos fanáticos! ¡Conservemos la mesura! Puedo comprender que usted atribuya un significado muy grande a la alimentación, pero ¿por qué hay que demonizar a la carne?». Al escuchar estas palabras, siempre me viene a la memoria una conferencia que Samuk Deda (el fundador del Ayurveda Ritam) pronunció hace unos años en una pequeña ciudad de Baviera. Al hablar de la alimentación, utilizó la expresión «comer cadáveres» y provocó una auténtica sublevación del público. La gente dio expresión con las palabras más groseras y con los gestos más furiosos a su desacuerdo con esta «demonización de la carne». Frases como «¡La carne da fuerza!» y «¡No queremos ser unos vegetarianos debiluchos!» resonaron en toda la sala. Algunas personas especialmente enfadadas se levantaron y desafiaron a Samuk Deda.

Cualquier otro conferenciante habría emprendido la fuga, pero Samuk se quedó impasible. Él sabía que sólo podría volver a controlar la situación lanzando una ofensiva. Así que se quitó tranquilamente la chaqueta y pidió a los asistentes mediante un gesto que le prestaran atención. Pues el escándalo era tan monumental que Samuk no podía dirigirse a ellos con palabras. A continuación hizo el pino, se quedó durante unos minutos en esta posición y dio incluso unos pasos sobre las manos. La sala enmudeció. Nadie había contado con esto. Samuk aprovechó el silencio y pidió a los asistentes que le imitaran. Como nadie lo hizo, Samuk preguntó si algún voluntario quería medirse con él en un pulso. Tras un breve silencio, un joven fornido y barbudo se ofreció. Samuk le pidió que se acercara; cuando se dieron la mano, Samuk parecía perdido, pues era más bajo y delgado que el joven. Samuk le preguntó cómo se llamaba, se sentaron frente a frente en una mesa, juntaron sus manos y pusieron los codos sobre la mesa. La gente contenía la respiración. A diferencia de lo que había sucedido unos minutos antes, se habría podido oír caer a un alfiler. El pulso comenzó. Los dos hicieron toda la fuerza que pudieron, pero sus brazos no se movían ni un milímetro. A los pocos instantes, el joven empezó a ceder y Samuk le ganó. La gente murmuraba. Los dos repitieron la prueba con el otro brazo, y el resultado fue el mismo. Samuk dijo a los asistentes: «No vamos a hacer de este pequeño desafío una competición. Entre otras razones, porque no se dan las condiciones. Quiero dar las gracias a Hans. Ha empleado todas sus fuerzas, y le daré la revancha cuando quiera. Mi propósito era demostrarles que la carne no tiene nada que ver con la fuerza y con la resistencia. Hans, ¿cuántos años tienes?». El joven contestó que veinticinco. «¿Ven? Yo tengo sesenta», dijo Samuk.

Samuk había recuperado el control de la situación. El público le escuchó con mucha más atención que antes, así que pudo explicar con todo detalle que el concepto de «comer cadáveres» tal vez no sea normal, pero es correcto. Los cadáveres a los que se refiere son los de los animales, y eso es lo que la gente come sin cesar. Stricto sensu, habría que emplear el concepto de «comer carroña», pues la carne que comemos no es fresca, sino que pasan muchos días, por lo general muchas semanas (y más tiempo todavía en el caso de las salchichas y del jamón), hasta que llega a nuestra mesa.

¿Qué mecanismos le provocan a la mayor parte de la gente repugnancia al escuchar las palabras «cadáver» o «carroña»? ¿Por qué estos mecanismos funcionan sólo con las palabras y no cuando las partes de los cadáveres se hallan en el plato y las introducimos en nuestra boca? No se trata de demonizar nada, sino simplemente de llamar a las cosas por su nombre, de dar información sobre lo que la carne, el pescado, los huevos, los hongos y las algas significan para el cuerpo. Las decisiones las tomará cada cual. Para eso tenemos nuestra voluntad libre. No vamos a obligar a nadie a nada, pero sólo podemos tomar una decisión libre si tenemos las informaciones necesarias. Esto tiene algo que ver con la consciencia. Pues sólo una vez que sepamos lo que estamos haciendo y las consecuencias que nuestro comportamiento tiene, podremos actuar de una manera consciente. Mientras tanto, seguimos por ignorancia, irreflexividad o comodidad unos modelos de comportamiento cuyas consecuencias no conocíamos.

Así pues, estudiemos la cuestión de la carne sin prejuicios, sobriamente, y comprendamos qué sucede en nuestro cuerpo cuando la ingerimos. Con este fin, vamos a comenzar por un lugar completamente diferente, por los seres vivos más pequeños, que están por doquier en nuestro entorno, en el aire, en el agua y en los alimentos. Se trata de las bacterias y de los hongos. Estos seres microscópicos están tan omnipresentes que es casi imposible evitarlos. Toda sustancia aprovechable sufre de inmediato su ataque, y al poco tiempo ya se notan las huellas de su actividad metabólica y reproductiva. Esas huellas son, en el caso de sustancias orgánicas, cultivos de moho perceptibles a simple vista o fermentación y putrefacción; y en el caso de las heridas o de los orificios del cuerpo, infecciones. El ser humano no averiguó hasta el siglo XIX que esos fenómenos no proceden de los alimentos mismos ni de los orificios del cuerpo, sino de fuera, por lo que se pueden evitar con medidas de desinfección. Nació así la higiene, uno de los factores más importantes en el incremento de la salud general, la lucha contra las enfermedades infecciosas y el aumento de la esperanza de vida. Ya hemos hablado de esto en relación con la mortalidad infantil.

Nuestro cuerpo se relaciona de manera muy pragmática con estos seres. Los que le resultan útiles los tolera, deja incluso que entren en el cuerpo y les ofrece unas condiciones ideales de vida. Por el contrario, a los que le perjudican los combate con el sistema inmunitario. Para eso, todas las superficies corporales que están en contacto con el mundo exterior están recubiertas por una fina película energética defensiva, llamada «oyas». Este oyas no lo solemos percibir hasta que se deteriora o irrita en algún lugar. Pues entonces los lugares afectados son atacados por los hongos, las bacterias o los virus o reaccionan de manera anormal a ciertas sustancias. En estos casos se habla de alergias. Del hecho de que estos problemas se produzcan cada vez más a menudo tenemos que responsabilizar a nuestro propio comportamiento. Pues a la larga ningún sistema de defensa puede hacer frente a las numerosas toxinas de nuestra ropa y de los productos que empleamos para lavarla y para lavarnos.

Los niños pequeños padecen a menudo el muguet, una enfermedad producida por un hongo que suele afectar al mismo tiempo a la boca y al recto. Algo parecido sucede con el herpes, que es una infección vírica en la boca y en los genitales. Esta circunstancia deja claro que esas dos regiones del cuerpo tan alejadas están conectadas inmunológicamente entre sí (por medio del tracto digestivo).

Lo decisivo es que tampoco el cuerpo consigue expulsar a los microbios dañinos, a los virus. Pues están por todas partes. El cuerpo sólo los puede mantener en jaque, para lo cual hace falta un control continuo. Basta con una sola debilidad para que los enemigos se asienten y propaguen. Esta experiencia ya la han hecho muchas personas con el virus del herpes, en el que basta un pequeño debilitamiento del oyas de la boca (causado por el exceso de Sol, por alimentos agresivos o por sustancias químicas) para tener el problema. En realidad, el herpes ha estado ahí todo el tiempo, pero nuestro oyas lo había mantenido en jaque. Experiencias similares las hacen las mujeres a menudo con las infestaciones de hongos en su vagina. Basta una menudencia cuya causa la mujer ni siquiera conoce, y la flora vaginal natural se ve afectada y los hongos pueden establecerse.

Gracias a este ejemplo podemos conocer otro principio importante. La ayuda más eficaz y al mismo tiempo menos agresiva contra esas infecciones fúngicas vaginales no consiste en atacar al hongo, sino en fortalecer la flora vaginal natural aportando bacterias de ácido láctico. Esto se puede hacer con supositorios, pero es más sencillo introducir un poco de yogur natural fresco. Además, hay que procurar que no se sigan dando las condiciones de vida ideales para el hongo. Pues los hongos necesitan humedad y calor, que reciben de sobra bajo las bragas y los pantis de fibras sintéticas. Por el contrario, los hongos no soportan el aire y el Sol. De ahí que éstos sean los mejores métodos para combatir los hongos de todo tipo, ya estén en los pies, en los genitales o en cualquier otro lugar de la piel. Este principio regula la propagación de los microbios. Pues como todos los tipos (bacterias de ácido láctico, bacterias de putrefacción, levadura, moho) están presentes continuamente y por doquier, cualquier sustancia orgánica es atacada al mismo tiempo por todos. Los tipos que encuentran las mejores condiciones de vida (en relación con la combinación de nutrientes, el aire, la luz, la temperatura, el entorno, etc.) se multiplican entonces con gran rapidez y predominan. Todos los demás quedan anulados. El ser humano aprovecha esto desde hace siglos para fermentar ciertos alimentos con ácido láctico, como el yogur. Los cultivos que se desea en este caso son las bacterias de ácido láctico, por lo que en la primera fase se evitan todas las demás mediante la cocción, utilizando instrumentos esterilizados, controlando cuidadosamente la temperatura, etc. Una vez que las bacterias de ácido láctico se han asentado, las demás ya no tienen ninguna oportunidad. Pero si en la primera fase algo sale mal, el alimento no quedará bien.

Estudiemos desde este punto de vista varios alimentos y otras sustancias orgánicas. Está claro que una infestación de hongos, ya se trate de moho o de levadura, sólo puede tener lugar en un entorno cálido y húmedo por el que circule poco aire. Si procuramos que el aire circule y que haya luz, los hongos tendrán muchas dificultades. Si el entorno es cálido y húmedo, las bacterias más activas suelen ser las del ácido láctico, siempre que los mecanismos inmunitarios ya no funcionen. Así, los frutos intactos están protegidos por su piel hasta que su integridad queda alterada por un golpe, un corte, etc. Hay que tener en cuenta que la fermentación láctica sólo tiene lugar en ausencia de aire. Por el contrario, en presencia de oxígeno el proceso transcurre de manera algo diferente y no surge el ácido láctico. De ahí que en la superficie y en el interior de los alimentos tengan lugar procesos diferentes.

La observación muestra que sólo hay cinco categorías de alimentos que no son atacadas por las bacterias del ácido láctico, sino por las bacterias de la putrefacción. Se trata de la carne, del pescado, de los huevos, de los hongos y de las algas. Si dejamos estos alimentos al aire libre durante unos días, empiezan a heder y a pudrirse, y al comerlos padecemos una intoxicación alimentaria grave. Todo esto es el resultado de la actividad metabólica de las bacterias de la putrefacción, que se encargan por doquier de la descomposición y producen tomaína, veneno cadavérico.

Tal como hemos visto antes, la infestación de bacterias tiene lugar inmediatamente después de la destrucción de la protección inmunitaria natural. En cuanto un fruto es herido, una parte de una planta es arrancada, un animal es matado, un huevo es abierto, un hongo o un alga es recogido, todos los tipos de bacterias y de esporas se establecen ahí, y el que encuentra las mejores condiciones y el mejor alimento obtiene rápidamente la supremacía. En el caso de casi todos los alimentos, se trata de las bacterias del ácido láctico, pero en el caso de la carne, del pescado, de los huevos, de los hongos y de las algas se trata de las bacterias de la putrefacción. Si comemos estos alimentos, los cultivos establecidos en ellos encuentran en nuestro intestino las condiciones ideales de vida: calor, humedad y alimento. Da igual de qué bacterias u hongos se trate. Pues buena parte de ellos atraviesa nuestro estómago sin sufrir grandes daños. Tampoco importa durante cuánto tiempo hayan estado en los alimentos. Pues a más tardar en el instante en que ingerimos los alimentos destruimos su integridad y permitimos a los microorganismos establecerse en ellos. De este modo, el intestino de cada persona es colonizado poco a poco después de su nacimiento, por lo que normalmente tenemos en el intestino una cantidad de bacterias diez veces superior a la cantidad de células que tenemos en todo el cuerpo. Una flora intestinal sana está formada por unas cuatrocientas cepas bacterianas diferentes, siendo las bacterias del ácido láctico una de las cepas más importantes. Pero están representados todos los tipos de microorganismos, pues a través de la alimentación llegan una y otra vez al intestino, y aquí vale el mismo principio que hemos mencionado antes: triunfan los tipos que se encuentran con las mejores condiciones. Por tanto, nuestra alimentación ejerce una influencia enorme sobre nuestra flora intestinal, pues por una parte ofrece alimento a ciertos tipos y no a otros, y por otra parte puede contener en forma de antibióticos, conservantes y otros aditamentos toxinas que eliminan a algunos tipos.

¿Qué tarea cumple la flora intestinal en nuestro cuerpo? Pues a las bacterias intestinales no les damos gratis alimento y condiciones ideales de vida. A cambio nos ofrecen sus servicios. A esto se le llama simbiosis, la dependencia recíproca en beneficio mutuo. Pues bien, las bacterias intestinales son un componente esencial de nuestro sistema digestivo. Pues metabolizan lo que nuestro estómago y nuestro intestino no han descompuesto o no han podido descomponer. Por ejemplo, las fibras propiamente indigestibles son una fuente importante de alimento para la flora intestinal, que forma a partir de ellas vitaminas valiosas. Precisamente el importante grupo de las vitaminas B es producido así por las bacterias intestinales en un intestino sano.

Los problemas surgen cuando la flora intestinal es trastornada. Pues entonces toman el mando bacterias o incluso hongos que crean productos metabólicos dañinos para nuestro cuerpo y liberan continuamente toxinas. Estas toxinas surten efecto primero sobre el sistema inmunitario del intestino y sobre la mucosa intestinal. Así, aproximadamente el diez por ciento de las células del intestino son células inmunitarias linfáticas que se ocupan de neutralizar a los cuerpos extraños. Si las toxinas que han surgido las debilitan o destruyen, esto representa un daño considerable para nuestra protección inmunitaria. A continuación, los venenos debilitan la función natural de control y filtro de la pared intestinal, la cual deja pasar a sustancias a las que debería obstruir, ya que son perjudiciales para nuestro organismo. Por último, las toxinas atraviesan la pared intestinal y llegan a través de la sangre y de la linfa a todo el cuerpo, donde producen concreciones, inflamaciones o alergias.

Lo peor de todo este proceso es que sucede con gran lentitud. En general, no se ponen en circulación cantidades tan grandes de toxinas como para que en seguida caigamos gravemente enfermos y nos demos cuenta de que algo va mal. Las pequeñas cantidades no llaman la atención durante mucho tiempo, pero surten efecto, y éste va empeorando con el paso del tiempo, hasta que en algún lugar se producen trastornos que no solemos relacionar con su verdadera causa. Solemos decir que son consecuencias inevitables del proceso de envejecimiento, deterioros normales tras muchos años de esfuerzos. Como esta explicación impide que sigamos buscando las causas, no cambiamos nuestros errores, y el proceso avanza hasta el triste final.

Veamos ahora qué sucede en nuestro sistema digestivo cuando comemos carne. Lo primero que tenemos que constatar es que la carne, a diferencia de los frutos y de la verdura, no contiene enzimas digestivos, por lo que nuestro estómago tiene que producir ácido clorhídrico para descomponerla, lo cual consigue mejor o peor según cómo esté cocinada la carne, cómo la hayamos masticado y en compañía de qué alimentos la hayamos comido. Como la carne (a diferencia de la mayor parte de los alimentos vegetales) es muy seca, el ácido es diluido ya en el estómago por el líquido que bebemos durante la comida, por lo que la descomposición no suele ser completa. En los pasos ulteriores de la digestión hay que neutralizar el ácido, lo cual le quita calcio al cuerpo.

En el intestino, la carne alimenta a las bacterias de la putrefacción, que al pudrirla producen tomaína. El intestino se protege de este veneno produciendo más mucosa, pero no puede evitar que la flora intestinal y la pared intestinal sufran daños. De este modo, un porcentaje elevado de los productos metabólicos ácidos de la albúmina cárnica, de las larguísimas moléculas de ácidos grasos saturados, del colesterol y de la tomaína puede atravesar la pared intestinal y crear problemas al hígado, que intenta elaborar y catabolizar todo eso. Surge así ácido úrico, en parte también urea, lo cual representa una carga enorme para los riñones y quita muchos minerales al cuerpo durante su eliminación. Pero como medio kilo de carne produce más del doble del ácido úrico que nuestro sistema puede eliminar en un día, la mayor parte de ese ácido se queda en el cuerpo y forma cristales en todo tipo de lugares debido a que apenas es soluble en agua. Estos cristales son como agujas afiladas que dañan a los tejidos de alrededor y causan dolores. Las consecuencias son cálculos renales, reuma y gota. Además, las largas moléculas de ácidos grasos saturados y el colesterol ajeno al cuerpo espesan la sangre, suben la tensión y reducen la fluidez. Por si fuera poco, tienden a pegarse y a concrecionarse sobre todo en los lugares de las paredes interiores de los vasos sanguíneos que están dañados por los ácidos producidos. De este modo surgen vasoconstricciones. A la larga, todo esto conduce a cálculos biliares, arteriosclerosis, infartos, apoplejías y al suministro defectuoso de nutrientes a muchas partes del cuerpo.

Mientras tanto, el pedazo de carne sigue moviéndose en el intestino, donde apenas avanza debido a la falta total de fibras. Además, algunos restos no digeridos se quedan colgados con la mucosa endurecida en el vello intestinal, donde con el paso del tiempo se va formando una capa de excrementos cada vez más gruesa e impenetrable que dificulta a los nutrientes pasar por la pared intestinal al cuerpo. Las autopsias han mostrado que se ha vuelto normal tener pegados en el vello intestinal cuatro o cinco kilos de restos fecales. Por supuesto, esto es el hogar ideal para los parásitos y dificulta el paso de los alimentos por el intestino, lo cual provoca estreñimiento crónico. En conjunto, el consumo habitual de carne, pescado, huevos, hongos y algas crea una base alimenticia estable en el intestino para las bacterias de la putrefacción y daña a la flora intestinal natural, que ya no puede cumplir su función de producir vitaminas.

Una vez que los restos de carne concluyen, tras muchas horas y mucho esfuerzo, su viaje por el intestino, su excreción va unida al hedor de putrefacción que ya se ha vuelto característico. Además, con el paso del tiempo el cuerpo expulsa por la piel una parte de las toxinas ingeridas, lo cual provoca la transpiración típica de quienes comen carne.

Por el contrario, los alimentos vegetales son mucho más fáciles de digerir y contienen enzimas que favorecen la digestión. Esto hace que el estómago, el páncreas y el hígado tengan que esforzarse mucho menos para descomponer estos alimentos. En el intestino son metabolizados sobre todo por la flora intestinal sana, que no produce sustancias dañinas y que, si el intestino está sano, produce incluso vitaminas valiosas. Los productos del metabolismo son aquí alcalinos, por lo que el cuerpo no tiene que cargar con ácidos y no hace falta el calcio para neutralizarlos. Además, estos alimentos actúan como una escoba gracias a sus fibras y limpian las paredes intestinales en vez de dañarlas con concreciones. Gracias a esto, la excreción es más rápida y fácil.

Si tenemos presente todo esto, no hay razón para demonizar la carne. Pues la carne se demoniza a sí misma, al menos en tanto que alimento para el ser humano. Quien se preocupe por su salud y quiera incluso conocer la verdadera salud evitará a toda costa la carne, el pescado, los huevos, los hongos y las algas. No basta con reducir su consumo, pues así seguiríamos alimentando a las bacterias de la putrefacción en nuestro intestino. Y como éstas no se mueren cuando les falta el alimento, sino que simplemente limitan su actividad metabólica y reproductiva, pueden esperar pacientemente a la próxima comida, que volverá a alimentarlas. Por consiguiente, la única posibilidad de tenerlas en jaque consiste en no alimentarlas. Entonces, la flora intestinal normal podrá regenerarse lentamente y retomar su actividad metabólica. Hasta que este equilibrio se restablezca, pasa al menos un año y medio, pero este plazo se alarga con cada nueva ingestión de carne, pescado, huevos, hongos o algas. Por desgracia, cada bocado de carne, cada huevo, cada hongo alimenta a las bacterias de putrefacción, les incita a reproducirse y debilita la flora intestinal sana.

A la inversa, no hay que esperar año y medio a que el cambio de alimentación surta efecto. Los primeros indicios se presentan muy pronto, como hemos visto en el caso de Marta, cuya psique se había recuperado en pocos días. Probablemente, no fueron sólo las hormonas del miedo y del estrés de la carne lo que le había causado problemas, sino en general las toxinas y sobre todo la sangre espesa, que ya no puede fluir por las arterias más finas. Esto impide que muchas partes del cuerpo, en especial del cerebro, reciban la cantidad suficiente de nutrientes y de energía, lo cual puede conducir al ahogo psíquico y a estados de miedo. También Isabel, a la que recomendé (junto al cultivo del hambre y a la Samación Ritam) la renuncia a la carne, al pescado, a los huevos, a los hongos y a las algas, mejoró rápidamente, como hemos visto.

Pero a veces sucede aparentemente lo contrario. Algunas personas dicen que les falta algo, que no quedan saciadas o que ya no tienen bastante energía, por lo que suelen interrumpir el experimento. Por lo general, esto se debe a errores en el cambio de alimentación de los que hablaremos de inmediato. Hay que darse un plazo de al menos medio año antes de decidir sobre el éxito o el fracaso de un cambio de hábitos alimenticios. Una vez pasado ese plazo, una persona puede juzgar de manera fiable sus experiencias y hacer balance. Por lo demás, nadie corre peligro durante esos meses, pues siempre puede volver a su vieja alimentación si sus experiencias se lo exigen. A nadie le faltará nada, sino que se enriquecerá con una nueva experiencia.

Pero, ¿qué hay que pensar de las carencias contra las que hasta los médicos advierten encarecidamente? Si la carne es mala para nosotros, ¿no debería haber en la naturaleza indicios de que en realidad somos vegetarianos? Estudiemos los animales carnívoros y los animales herbívoros y veamos a qué categoría pertenecemos los seres humanos. En el caso de los herbívoros, hay que distinguir los que comen frutos y los que comen hierba.

Lo primero que salta a nuestra vista es que los animales carnívoros tienen en su cuerpo todos los instrumentos que necesitan para procurarse el alimento: garras, zarpas, colmillos. Caminan a cuatro patas para ser más rápidos, y durante la noche ven bien. La situación es completamente diferente en los herbívoros. No tienen garras ni colmillos, y no ven nada de noche. Los que comen frutos caminan erguidos y tienen manos prensiles para recoger su alimento de los árboles.

Las diferencias prosiguen en la boca: los carnívoros tienen muelas afiladas que no se tocan al morder, por lo que son excelentes para desgarrar la carne, tienen pocas glándulas salivares y una saliva ácida sin la enzima tialina, que descompone el almidón. Además, sólo pueden mover su mandíbula hacia arriba y hacia abajo. Por el contrario, los animales que comen frutos tienen unas muelas planas para moler los alimentos, muchas glándulas salivares y una saliva alcalina para comenzar a digerir el almidón. Pueden mover la mandíbula hacia los lados para completar la trituración. Es interesante que los omnívoros, como los osos, tengan los dos tipos de muelas, afiladas y planas.

Otras diferencias claras se encuentran en el sistema digestivo. Los animales carnívoros tienen un estómago pequeño y redondo con diez veces más ácido clorhídrico en el jugo gástrico, su intestino es corto (sólo tres o cinco veces más largo que su cuerpo) y liso, de modo que los alimentos no se quedan en él mucho tiempo, y su hígado puede hacer frente a diez o quince veces más ácido úrico. La vitamina C, que entre otras cosas es importante para asimilar el hierro, la pueden formar los propios carnívoros. Por el contrario, los frugívoros tienen un estómago alargado con una estructura compleja y poco ácido clorhídrico y pepsina (para digerir la albúmina) en el jugo gástrico. Su intestino es diez o doce veces más largo que su cuerpo, da muchas vueltas y tiene mucho vello en las paredes, y su hígado sólo puede catabolizar el ácido úrico que produce el propio cuerpo. La vitamina C hay que aportársela mediante la alimentación.

Por cuanto respecta a la excreción, llama la atención que los carnívoros tengan orina ácida y carezcan de poros y de glándulas sudoríparas en la piel. Regulan su temperatura mediante la lengua. Por el contrario, los frugívoros tienen orina alcalina y millones de poros y de glándulas sudoríparas en la piel.

Estas pocas características ya dejan claro que los carnívoros no padecen los problemas que hemos mencionado antes en relación con la ingestión de carne. Así, ellos pueden descomponer por completo la albúmina de la carne e incluso los tendones y los huesos, pueden hacer frente al ácido úrico que surja, gracias a las paredes lisas de su intestino no necesitan fibra para digerir, y gracias a la escasa longitud de su intestino se enfrentan mejor al proceso de putrefacción, al margen de que la tomaína es mucho menos (o incluso nada) venenosa para ellos. Los productos ácidos del metabolismo son normales para su organismo, tal como se nota en su orina, y los ácidos grasos saturados y el colesterol tampoco representan un problema para ellos, tal como ha mostrado una investigación de la universidad de Iowa. Allí se añadió a la ración de carne de unos perros un cuarto de kilo de mantequilla, lo cual no les causó ningún problema, ya que no desarrollaron los síntomas de la arteriosclerosis. Por el contrario, los conejos a cuya alimentación se añadió colesterol sufrieron al poco tiempo cambios en las paredes de las arterias. También los monos a los que se hizo comer yema de huevo desarrollaron rápidamente arterias encostradas.

A diferencia de los animales carnívoros, el ser humano padece todos estos problemas y va muriendo poco a poco por su culpa. Este hecho lo subraya de manera impresionante la coincidencia unívoca del ser humano con las características fisiológicas de los frugívoros. De lo contrario, el olor de la sangre y de la carne fresca debería despertarnos el apetito, como sucede con los carnívoros, y la contemplación de un animal muerto debería hacer que la boca se nos llenara de agua. Pero sucede lo contrario: la carne cruda, sin condimentar, sin cocer, sin freír, no le gusta a nadie, sino que provoca repugnancia e incluso náuseas. Sólo soportamos la carne una vez que ha entrado en contacto con el fuego y con los condimentos. Así que no es la carne lo que nos gusta, sino lo que le añadimos y cómo la cocinamos. ¡Pero eso lo podemos obtener con muchas menos consecuencias perjudiciales para la salud!

¿Ya estamos todos convencidos de que el ser humano no es carnívoro, de que la carne es perjudicial para él y de que debería desaparecer de su dieta?

Sí, pero ...

Ahora pasamos a los argumentos que impiden incluso a las personas más sensatas (y a menudo también a las más enfermas) dejar de comer carne. Pero en el fondo lo decisivo no son estos argumentos, sino la falta de convicción y de voluntad en la propia consciencia. Para justificar esto, el intelecto busca todo tipo de excusas, una tarea en la que cuenta (por desgracia) con el apoyo de la medicina actual, de la ciencia y de la industria cárnica. Por eso tenemos que analizar los argumentos y las dudas más importantes y mostrar que no podemos dar la espalda a la verdad.

Lo primero de lo que tenemos que hablar es de la longitud del intestino. El intestino humano mide seis o siete metros, sólo es tres o cinco veces más largo que el cuerpo. Esta es la proporción típica de los carnívoros. Pero en este cálculo hemos pasado por alto que en el caso de los animales no se mide la distancia entre la cabeza y los pies, sino entre la cabeza y el final de la columna vertebral. Si medimos así al ser humano, la proporción es de ocho o doce, que es la de los frugívoros.

Esta situación no la cambian los seres humanos más antiguos, de los que se suele decir que eran cazadores y carnívoros, por lo que también se recurre a ellos como excusa. Pero la historia de la humanidad está envuelta en tantos interrogantes que cada cual puede emplear los argumentos históricos a su gusto. Supongamos que los mitos y los relatos más antiguos no sean inventos y que nuestros antepasados más remotos estaban plenamente desarrollados corporal y espiritualmente y vivieron una vida sencilla, sometida a Dios, sin la necesidad de herramientas de hierro ni de edificios monumentales para la posteridad. ¿Qué restos podríamos encontrar hoy de esa civilización? ¡Nada! Por tanto, los descubrimientos arqueológicos nos dan una imagen muy limitada del pasado, y todavía no está claro si las armas de hierro y las pinturas rupestres proceden de la época más antigua o si ya son indicios de una degeneración temprana. En todo caso, con el mismo argumento podríamos decir que el canibalismo es la manera sana y original de alimentarse del ser humano, o también podríamos olvidarnos de todos estos argumentos gastados y guiarnos por las personalidades espiritual y culturalmente superiores del pasado, todas las cuales eran vegetarianas. Nuestros parientes más cercanos en el reino animal, los monos antropomorfos, son ejemplos impresionantes de frugívoros rebosantes de fuerza y vitalidad.

A la misma categoría de excusas pertenece la reciente teoría de la alimentación específica para cada grupo sanguíneo. Esta teoría se basa en la edad genética de los diversos grupos sanguíneos y en la imagen de nuestros antepasados que nos dan los arqueólogos y los antropólogos. Por eso, el grupo sanguíneo más antiguo «tiene» que pertenecer a los carnívoros. Cualquier dato que confirmara no a los cazadores primitivos, sino a la civilización espiritual antes menciona-da, daría la vuelta a esta teoría alimenticia y atribuiría el grupo san-guíneo más antiguo a los frugívoros. Prefiramos, por tanto, los datos y las experiencias firmes a las teorías arbitrarias. Estas experiencias muestran de manera inequívoca que los seres humanos de todos los grupos sanguíneos enferman y mueren por culpa del ácido úrico, de la tomaína y de los demás productos del metabolismo de la carne. La carne, el pescado, los huevos, los hongos y las algas no son alimentos apropiados para el ser humano, ni siquiera en cantidades pequeñas. El hecho de que décadas y generaciones de habituación tengan como consecuencia que a alguien le resulte difícil acostumbrarse a la alimen-tación vegetariana no es un signo de adaptación genética, sino de una degeneración hereditaria de dimensiones descomunales a la que hay que enfrentarse lo antes posible. Además, esas presuntas dificultades suelen deberse a una relación equivocada con la alimentación y no a una incompatibilidad real. No es de extrañar que la fruta fresca em-piece a fermentar en el tracto digestivo si tiene que esperar durante horas a que el camino deje de estar obstruido por alimentos difíciles de digerir. Si además el consumo fuerte de azúcar y de harina blanca ha favorecido que en el intestino se establezcan grandes cultivos de levadura y de bacterias de la fermentación, éstos metabolizarán en seguida la fruta en anhídrido carbónico y alcohol.

Llegamos así de nuevo al problema que ya hemos mencionado en el capítulo 2: a la mayor parte de la gente sólo le preocupa «qué» come, no «cómo» come. Quien come sin hambre crea el caos en su digestión con independencia de que ingiera alimentos vegetaria-nos o carne, alimentos crudos o cocinados, alimentos industriales o naturales. Pues si el estómago todavía está ocupado con la comida anterior, ¿cómo va a producir los jugos digestivos apropiados para las dos comidas, la anterior y la actual? Esto se nota de una manera especialmente drástica en el caso de los alimentos frescos fáciles de di-gerir, que deberían recorrer rápidamente el sistema digestivo. Si esos alimentos no pueden seguir porque primero hay que digerir alimentos pesados de la comida anterior o de la misma comida, empiezan a fermentar y causan gases y malos olores. La culpa no es de las frutas ni de las verduras, sino de haber ingerido los alimentos en un orden equivocado o de haber comido sin hambre. Por eso hay que subrayar una vez más (y la experiencia se lo confirmará a todo el mundo) que la alimentación vegetariana no causa problemas si comemos con hambre real, masticamos bien y dejamos de comer cuando más estamos disfrutando. Esto vale para todos los grupos sanguíneos y para todos los tipos constitucionales, pues se trata de leyes naturales universales de nuestro sistema digestivo.

Por supuesto, es verdad que la alimentación vegetariana no basta para alimentarse de una manera sana. El concepto «vegetariano» es demasiado general y flexible. Además, se refiere sólo al «qué», no al «cómo». Hay que empezar redefiniendo la alimentación vegetariana de acuerdo con los principios del sistema digestivo humano. Como acabamos de ver, son vegetarianos todos los alimentos salvo la carne, el pescado, los huevos, los hongos y las algas, en otras palabras: todos los alimentos que no son atacados por las bacterias de la putrefacción, sino por las bacterias del ácido láctico. Los productos lácteos son vegetarianos, pues se cuajan y no se pudren. Pero sobre ellos hablaremos más adelante. Por el contrario, el concepto «ovo-vegetariano» (es decir, los vegetarianos que comen huevos) es una contradicción, pues podemos considerar a los huevos carne líquida. Tampoco los hongos, que se encuentran en casi todos los platos vegetarianos populares, son vegetarianos, pues desencadenan en el intestino las mismas reacciones que la carne. Esto explica que los hongos sean tan apreciados por quienes han eliminado la carne de su dieta. Por desgracia, estas personas no se dan cuenta de que están sustituyendo algo malo por algo peor.

Lo siguiente es definir en qué consiste la alimentación sana, pues esto sólo es una parte pequeña de la gama vegetariana. Sólo es realmente sana la alimentación pura, natural, no elaborada, ingerida en armonía con las necesidades del cuerpo. Es insalubre todo lo que no se come con hambre, en cantidad excesiva o sin masticarlo bien. También tenemos que comprender que cualquier forma de elaboración representa una desnaturalización que quita valor a los alimentos o que los altera de una manera perjudicial para nuestro cuerpo.

Ahora bien, nuestro sistema digestivo, nuestra flora intestinal, todo nuestro cuerpo necesita cierto tiempo para adaptarse a otra alimentación. Probablemente, quien más tiempo necesita es nuestra cabeza, que está programada por nuestras costumbres de muchos años. Por tanto, nadie debería intentar subir al décimo escalón sin haber pasado antes por el segundo. Eso siempre conduce a recaídas, frustración e incluso al fracaso total. Subamos poco a poco un escalón tras otro, y pasemos al siguiente una vez que nos hayamos estabilizado en el

actual. Si surgen dificultades, démonos un poco más de tiempo, retro-
cedamos incluso un paso y volvamos a intentarlo en cuanto podamos.
Sólo así avanzaremos de una manera estable y exitosa.

Nuestro punto de orientación siempre debe ser nuestro cuerpo y
sus reacciones, ante todo el hambre en tanto que requisito imprescindible para ingerir alimento y en tanto que remedio de los problemas
digestivos. También tenemos que fijarnos en las señales y en los impulsos de nuestro cuerpo sobre los olores y sabores que le atraen y
(lo cual es importantísimo) sobre los olores que produce después de
comer, en el cuarto de baño y al sudar. Pues cualquier mal olor es una
señal natural de alarma, y cualquier buen olor es un aliciente. Si no
podemos olernos a nosotros mismos, algo funciona mal en nuestro
cuerpo y tenemos que cambiarlo de inmediato. El hedor que se ha
vuelto habitual en el cuarto de baño es un signo clarísimo de procesos
metabólicos insalubres en el intestino que se deben o a la actividad de
bacterias de la putrefacción o a bacterias de fermentación u hongos
de levadura perjudiciales. Estas bacterias sólo pueden surgir porque
les hemos dado alimento. Y este es el punto en que podemos y debemos intervenir. Los alimentos que hemos ingerido durante la comida
anterior han quedado desacreditados por nuestro propio cuerpo, y en
el futuro no deberíamos volver a cometer este error. Así de sencillo. Y
como ahora sabemos que la carne, el pescado, los huevos, los hongos
y las algas son el alimento de las bacterias de la putrefacción, y que
el azúcar y la harina blanca son la base de la fermentación, podemos
eliminar de antemano los principales factores problemáticos.

A este respecto, no está justificada la preocupación de que esta
alimentación sea incompleta. Pues una persona que se alimente con
todo lo que le ofrece el jardín de frutas, verduras, hortalizas y ce-
reales de la naturaleza recibe todo lo que el cuerpo necesita y en la
cantidad suficiente y en la combinación perfecta. Dediquemos a esta
cuestión el tiempo necesario y estudiemos los presuntos problemas
de la alimentación vegetariana mencionados más a menudo: el suministro insuficiente de proteínas, calcio, hierro y vitamina B12. Vamos
a basarnos más en el sentido común que en las recomendaciones
oficiales, que están marcadas por la actitud espiritual de los científicos,
por el lobby de los sectores industriales afectados y por la enfermedad
de nuestra sociedad, a la que se considera normal. Por ejemplo, en
los últimos cincuenta años la recomendación oficial para el consumo
diario de albúmina se ha reducido a la quinta parte, lo cual no se debe

a que nuestro cuerpo haya cambiado su manera de funcionar, sino a que los responsables han ido despertando lentamente de su profunda ignorancia.

Para calcular la cantidad aproximada de proteínas y de calcio que necesitamos, tenemos un criterio natural en la leche materna. Pues ésta es el alimento natural del bebé, que en seis meses multiplica por dos el peso de su cuerpo, para lo cual necesita una alimentación con una concentración de proteínas mucho mayor que en cualquier otra fase de su vida.

Las tablas de ingredientes que suelen elaborar los científicos no sirven de mucho a la hora de comparar entre sí los valores de los diversos alimentos. Pues se suelen interpretar como si indicaran la proporción del ingrediente con el peso del alimento, es decir, los gramos o miligramos cada cien gramos (o cada kilo). Ahora bien, nadie basa su comportamiento alimenticio en el peso de una comida, sino en su sensación de hambre y de saciedad, que a su vez corresponde al contenido energético de la comida. Con otras palabras: cada persona come por término medio en un día tanto como energía consume ese día. Y las tablas de alimentos indican qué cantidad del ingrediente X ingeriría una persona en un día a través de su alimentación si se alimentara sólo con el alimento Y. En este caso, esa persona cubriría todas sus necesidades de energía con el alimento Y, comería el alimento Y hasta no tener hambre. Por tanto, necesitamos conocer qué proporción guarda cada ingrediente con la cantidad de energía de este alimento (gramos o miligramos por kilocaloría), no con su peso. Los habituales datos erróneos son la causa de que las tablas convencionales discriminen a los alimentos acuosos frente a los alimentos secos, pues al peso de estos últimos habría que añadir la cantidad de agua bebida posteriormente para apagar la sed, mientras que en el peso de los primeros el agua ya está contenida de antemano.

Si volvemos a calcular los datos disponibles, obtenemos unos resultados sorprendentes. Así, la leche materna contiene unos 15 mg. de albúmina por kcal., que es aproximadamente la misma cantidad que la papaya, la ciruela y la mandarina. La sandía contiene 1,3 veces más albúmina por kcal., la zanahoria 1,6 veces más, el tomate 2,7 veces más, la calabaza 3,3 veces más.

Ahora bien, la leche materna tiene la concentración de proteínas necesaria para un bebé que en poquísimo tiempo va a construir muchísimas células, mientras que los adultos sólo necesitamos la albúmina para mantener y renovar nuestro cuerpo. Por supuesto, nuestro cuerpo pesa mucho más y necesita más albúmina, pero también gastamos más energía, por lo que la necesidad proporcional de albúmina es menor.

Hasta un lactante podría obtener de los frutos todas las proteínas que necesita. También las otras frutas tienen un contenido proporcional de proteína algo superior o algo inferior al de la leche materna. Otras sorpresas nos esperan cuando investigamos la parte superior de la escala. Así, los huevos contienen 68 mg. de albúmina por kcal., el queso 70, las alubias 71, la carne de vaca 83 (tanto como la lechuga iceberg), las habas de soja 88, la lechuga 99, el brécol 107, el salmón 107, los hongos 116, las espinacas 130, la alfalfa 137, la carne de cerdo y el pollo 150, la espirulina 228. Estas cifras (sobre todo, los ejemplos de la lechuga iceberg, del brécol, de las espinacas y de la alfalfa) muestran que el prejuicio de que la carne, el pescado, los huevos, los hongos y las algas contienen mucha más albúmina sólo es correcto en parte. Naturalmente, estos alimentos ocupan los primeros puestos de la tabla, y debido a su considerable presencia en la alimentación actual son responsables en buena medida del exceso de albúmina. Pero una alimentación puramente vegetariana puede obtener sin dificultades unos valores proteínicos igualmente altos. Así, la necesidad de albúmina de un adulto que se mueva ligeramente estaría cubierta si sólo se alimentara de melones, patatas o albaricoques, y la necesidad de un deportista (o incluso de un bodybuilder de setenta y cinco kilos de peso que cada día haga tres horas de entrenamiento con aparatos) si sólo se alimentara de apio, calabaza, pepino o col. La verdad es que nos costaría muchísimo esfuerzo quedar por debajo de las cantidades de proteína recomendadas. Así, 3000 kcal. de pan negro o de pasta sin huevo contienen más de cien gramos de proteínas. Por tanto, quien ingiere la cantidad suficiente de calorías obtiene automáticamente la cantidad suficiente de albúmina.

Por supuesto, una alimentación así sería incompleta, pero aquí no estamos exponiendo una alimentación realista. Sólo queríamos mostrar que la falta de albúmina en las verduras y en los frutos de que tanto se habla es un cuento. Lo mismo sucede con la «valencia» de la albúmina, que indica cuántos de los aminoácidos esenciales que el cuerpo no puede sintetizar por sí mismo están presentes en un alimento. La carne, el pescado y sobre todo el huevo ocupan los primeros lugares, pero este dato no tiene mucho valor práctico para la alimentación cotidiana, ya que nadie puede alimentarse durante mucho tiempo de un solo alimento o de unos pocos alimentos. Pero si ingerimos varios alimentos con valencia más baja, los aminoácidos esenciales que ellos contienen se complementan recíprocamente y permiten al cuerpo componer sus propias proteínas. Al contrario de lo que algunos recomiendan, no hace falta ingerir todos los aminoácidos esenciales en la misma comida o en el mismo día, pues el cuerpo es inteligente y organiza una despensa a la que recurre en caso de necesidad.

Las personas que comen carne suelen decir que tener que combinar y variar les resulta demasiado complicado y que prefieren apostar por lo seguro consumiendo regularmente carne, que es un alimento rico en proteínas. Este argumento se basa clarísimamente en la falta de reflexión o en la búsqueda desesperada de una excusa. Pues la variación en la dieta es algo muy natural a lo que aspira cualquier persona por sí misma y sin esfuerzo por simples razones de gusto. Precisamente la carne exige una guarnición cambiante. Nadie resistiría ni siquiera una semana sólo con carne, sin un pedazo de pan, sin patatas, sin algo de verdura para tragar y digerir mejor la carne. Por el contrario, se puede vivir la vida entera (mucha gente lo hace) de frutas y verduras, sin carencia de nada, sin pensar continuamente y sin hacer combinaciones complicadas.

Al contrario de lo que dicen numerosas preocupaciones y advertencias, se ha averiguado que la alimentación habitual hoy nos proporciona demasiada albúmina. Por término medio, la población ingiere dos o tres veces más proteínas de lo que se recomienda oficialmente, y este valor oficial ya es excesivo. Por desgracia, el cuerpo no elimina fácilmente el exceso de albúmina, sino que se trata de un auténtico problema y de la causa de numerosas enfermedades degenerativas. Toda esta albúmina acelera el crecimiento y el desarrollo de los seres humanos y de los animales, como observamos en la realidad: las personas de las naciones industriales occidentales son cada vez más altas, y la edad de madurez sexual de las chicas ha bajado de diecisiete a doce años entre 1875 y 1975. Esta situación se extiende a toda la vida y reduce considerablemente la duración de la misma. Así, los esquimales y los kurguis rusos son los grupos humanos que más consumen carne y pescado y los que menor esperanza de vida tienen (treinta años). Por el contrario, hemos conocido a los hunzas, que se alimentaban de una manera prácticamente vegetariana y que alcanzaban una edad inimaginable para nosotros. Pero el problema principal es el metabolismo proteínico, ya que el exceso de albúmina no se emplea como componente estructural, sino como proveedor de energía.

Esta digestión de la albúmina representa una carga considerable para el hígado y para los riñones y conduce a su hipertrofia, así como a la diabetes, a la hipoglucemia, a la hepatitis, a los problemas renales y a un exceso de acidez en la sangre. Los productos metabólicos ácidos que surgen así sólo los podemos neutralizar y expulsar recurriendo a muchos minerales, con lo cual el cuerpo pierde una cantidad enorme de calcio. Por tanto, no es casualidad que la osteoporosis se presente sobre todo donde se consume demasiada albúmina. Es paradójico que a menudo se recurra al calcio como argumento contra una dieta puramente vegetariana, sobre todo si excluye los productos lácteos.

Estudiemos el calcio y volvamos a tomar como patrón la leche materna, que proporciona al bebé el suficiente alimento para que sus huesos crezcan y sus dientes se formen. La leche materna contiene 0,46 mg. de calcio por kcal. Es más o menos el mismo valor que en las fresas, los higos frescos y los kiwis. La papaya y la zanahoria contienen 1,3 veces más, las naranjas y las calabazas 1,8 veces más, los pepinos y los rabanitos 2,3 veces más. La espirulina contiene tanto calcio por kcal. como la leche materna, mientras que los huevos sólo contienen el sesenta por ciento, los hongos el cuarenta y cinco por ciento y la carne apenas entre el seis y el quince por ciento. Los primeros puestos los ocupan el sésamo y el brécol, con 1,7 mg./kcal., la leche con 1,9 mg. (lo mismo que la col), el queso con 2 mg., el apio con 2,5 mg., la lechuga con 3,8 mg., el ruibarbo con 4,1 mg. y las espinacas con 4,5 mg., diez veces más que la leche materna. Tampoco aquí se sostiene el mito de que los productos lácteos y la carne son necesarios. Por el contrario, la digestión de la albúmina muy concentrada y difícil de digerir de los productos lácteos le quita al cuerpo más calcio de lo que le proporciona.

Para acabar, vamos a ver los valores del hierro, que también se emplean a menudo como argumento en favor de la presencia de la carne en nuestra alimentación. Si también aquí volvemos a calcular las tablas de alimentos a la luz de su contenido energético, nos encontramos de nuevo ante algo sorprendente. La leche materna no contiene más de 0,43 µg. (= 0,00043 mg.) por kcal., la leche de vaca apenas 0,78 µg. Cada pieza de fruta contiene al menos cinco veces más, algunos frutos y algunas semillas mucho más todavía. Por ejemplo, las fresas contienen 30 veces más hierro que la leche materna, el pimiento rojo 40 veces más, los pepinos 47 veces más, las calabazas 70 veces más, los calabacines y las judías verdes 86 veces más, las moras 100 veces más, los guisantes 115 veces más. Los primeros puestos los ocupan las patatas con 55,9 µg./kcal., la lechuga con 77,8 µg., la espirulina con 107 µg., las espinacas con 123 µg. y el perejil con 172 µg. La carne de vacuno tiene 8,4 µg. (dos tercios del valor de las fresas), la carne de cerdo y el pollo sólo 5,5 µg., más o menos tanto como la sandía. El salmón, con 3,9 µg., tiene tanto hierro como la uva; los huevos, con 7,8 µg., contienen algo más de hierro que las avellanas. Mejor resultado obtienen los hongos, que contienen 42 µg. de hierro por kcal., pero no alcanzan a las moras. A todo esto hay que añadir que el cuerpo necesita la vitamina C para asimilar correctamente el hierro de la alimentación, y precisamente los alabadísimos proveedores de hierro del reino animal no contienen casi nada de esta vitamina.

Volvemos así a la idea de que los nutrientes que el cuerpo asimila no dependen en primera línea de la cantidad de ellos en la alimentación, sino del funcionamiento del sistema digestivo. La capacidad de este sistema de asimilar el hierro es obstaculizada directamente por el vino tinto, el té negro, el café y el cacao (también en el chocolate), a lo que hay que sumar las consecuencias negativas de nuestra alimentación errónea que ya hemos mencionado. Da que pensar que precisamente los Estados Unidos, uno de los primeros países del mundo en consumo de carne per cápita, también sea uno de los países con más casos de anemia. Por la misma razón habría que examinar rigurosamente a las recomendaciones oficiales sobre la cantidad de hierro en nuestra alimentación. Ya se ha constatado una relación preocupante entre los valores altos de hierro en la sangre y el infarto. Además, los enfermos de Alzheimer presentan una cantidad anormalmente alta de hierro en el cerebro.

Pasemos para acabar a la celebérrima vitamina B12, la más grande y compleja de todas las moléculas vitamínicas. Sólo la sintetizan los microorganismos, en la tierra limpia, durante la fermentación de productos vegetales, así como en el sistema digestivo de los animales y de los seres humanos. De ahí que la vitamina B12 se encuentre en las raíces de las verduras cultivadas biológicamente, en el chucrut, en la salsa de soja y en otros alimentos fermentados, así como en la carne. Pero el auténtico suministro de la vitamina B12 tiene lugar naturalmente mediante la actividad de la flora intestinal en un intestino sano. A partir de nuestra alimentación, las bacterias intestinales de que ya hemos hablado antes producen ahí (sobre todo en el intestino grueso) la cantidad suficiente de esta vitamina. Por consiguiente, una persona que se alimenta de una manera vegetariana no tiene que preocuparse por la vitamina B12, ya que cultiva a la perfección su flora intestinal mediante su alimentación. Por el contrario, quien come carne, pescado, huevos, hongos o algas alimenta a las bacterias de la putrefacción de su intestino, que se extienden a costa de la flora intestinal normal y sana, por lo que alteran su funcionamiento o incluso lo anulan.

Vemos así una paradoja trágica en toda la discusión sobre la alimentación. Precisamente aquello a lo que la mayor parte de la gente tiene miedo y por lo que no quiere pasar a la alimentación vegetariana lo causan ellos mismos mediante su alimentación: el suministro insuficiente de las sustancias para las que se dice que la carne y los productos lácteos son necesarios. Así, con la carne, el pescado, los huevos, los hongos y las algas cultivamos las bacterias de la putrefacción del intestino que destruyen la síntesis natural de la vitamina B12 por la flora intestinal sana. Además, la falta de vitamina C en la carne dificulta la absorción del hierro, y la elaboración de las proteínas de la carne, del pescado, de los huevos y de los productos lácteos consume más calcio del que estos alimentos proporcionan, por lo que a la larga tiene como consecuencia el suministro insuficiente de calcio. Por si fuera poco, la tomaína producida por las bacterias de la putrefacción afecta seriamente a la larga al funcionamiento del intestino, y la capa cada vez más gruesa de mucosa endurecida, albúmina, grasa y diversos residuos de la digestión en las paredes del intestino hace cada vez más difícil que el sistema digestivo traslade del intestino al cuerpo los nutrientes necesarios. La consecuencia es el suministro insuficiente en todos los niveles. Nos morimos de hambre aunque nuestras ollas rebosan. Está identificado así el auténtico culpable de la alimentación defectuosa, y una vez más hemos descubierto que un presunto amigo es un enemigo. Al contrario de lo que dicen los alarmistas, sólo mediante una alimentación vegetariana variada podemos obtener todas las sustancias en la cantidad y en la combinación que nuestro cuerpo necesita para funcionar y (más aún) desarrollarse. A la vista de las indescriptibles riquezas que la naturaleza nos proporciona, es un signo de enorme ignorancia despreciarla a la manera de los aristócratas de los siglos pasados y preferir las ollas de carne y los productos industriales desnaturalizados. En contraste con esta actitud, vamos a echar un vistazo a las plantas que crecen por doquier, pero a las que hoy ya no se considera alimentos, o si acaso comida de pobres, y que nos recuerdan a los hunzas y a Thomas Parr (a los que hemos conocido en el capítulo anterior). El ajo de oso contiene tanto hierro por kilocaloría como el perejil (el primero de nuestra clasificación) y supera en calcio a las espinacas (las primeras de nuestra clasificación) en un cien por cien. La acedera contiene, con 150 mg., tanta albúmina por kcal. como la carne de cerdo. Pero además contiene 199 µg. de hierro (36 veces más que la carne de cerdo y el dieciséis por ciento más que el perejil) y 3 mg. de calcio (cien veces más que la carne de cerdo). Una planta verdaderamente increíble es la ortiga, que con sus aproximadamente 185 mg. de proteínas por kcal., 20 mg. de calcio (seiscientas veces más que la carne de cerdo) y 245 µg. de hierro bate todas las marcas. Además, proporciona más de 10 mg. de vitamina C por kcal., ocho veces más que la naranja. Pero también el omnipresente diente de león supera a todos los alimentos animales con sus 60 mg. de albúmina, sus 4,2 mg. de calcio y sus 69 µg. de hierro por kcal.

Así pues, quien diga que tiene dificultades con la comida vegetariana integral, que no la soporta o que le resulta insípida debería esforzarse en superar esta degeneración por el bien de su salud. Por desgracia, podemos acostumbrarnos a muchas cosas, incluso a las que nos destruyen lentamente. En cuanto hayamos comprendido esto, tenemos que esforzarnos al máximo en volver a los modos correctos de comportarse y de funcionar, lo cual implica renunciar categóricamente a la carne, al pescado, a los huevos, a los hongos y a las algas.

Pero no basta con esto. A lo largo de muchas generaciones, los seres humanos nos hemos inventado muchas cosas absurdas que nos persiguen como una maldición y de las que es muy difícil liberarse: el tabaco, el alcohol, las drogas, el azúcar refinado, la harina blanca, las grasas y los aceites refinados, los potenciadores de sabor, los conservantes, etc. Estos sabores y sensaciones artificiales e irresistibles son para muchas personas el argumento más importante para no cambiar su alimentación. Necesitan la carne porque los alimentos vegetarianos no provocan las mismas sensaciones. Con otras palabras: están dispuestas a sacrificar su salud e incluso su vida por estas ilusiones efímeras.

Básicamente, esto se debe a la ignorancia; pero incluso al entrar en contacto con la verdad, la mayor parte de la gente prefiere los argumentos de las empresas afectadas con tal de no cambiar sus dichosas costumbres. En fin, no se trata de una obligación, sino de comprender qué consecuencias tendrá mi comportamiento. Lo demás es asunto de la voluntad libre de cada persona. Este comportamiento se vuelve irresponsable y peligroso cuando los afectados son personas que no pueden actuar simplemente de acuerdo con su voluntad libre, como los niños, o que son castigadas por su entorno con el desprecio y la exclusión, como nos sucede a casi todos nosotros. Este problema se ve con toda claridad en el caso del alcohol. Aunque todo el mundo sabe que el alcohol altera el funcionamiento normal del cuerpo y provoca adicción, arruinando así la salud y la vida, el consumo de alcohol no sólo se tolera, sino que incluso se fomenta socialmente. No hay ningún acontecimiento solemne en la política, en la vida económica, cultural o incluso religiosa que no incluya un brindis o «una copita». Y quien no quiera beber será tildado de soso, de aguafiestas, etc. Se le dejará de lado haciendo observaciones sobre su escasa virilidad, diciendo que todavía es un niño o reprochándole que tome todo demasiado en serio. Y todo esto sólo porque se niega a dañar a su salud con un veneno que no está prohibido porque todos (incluidos los responsables) son adictos a él. ¡Imaginémonos una situación similar con alguna de las drogas «duras»! Pero también hay ejemplos de este tipo: el cultivo, la venta y el consumo de cocaína son completamente legales en Bolivia por encima de los dos mil metros de altura. ¿Por qué? Porque todos la usan.

Los mismos mecanismos operan en el tabaco y la alimentación. El entorno de una persona sólo acepta sin rechistar (y con gran compasión) que renuncie al tabaco y a la carne una vez que el médico se lo ha ordenado. Por el contrario, la sociedad no acepta el argumento de que alguien no quiera enfermar. Pero todos ESTAMOS enfermos, lo diga el médico o no. Estamos lejísimos de la verdadera salud, y debemos dejarnos de excusas. No vale decir que sólo estamos un poco enfermos o que sólo lo estamos de vez en cuando: el estado de salud de nuestra sociedad muestra adónde nos han conducido y adónde nos conducirán nuestros hábitos de alimentación y de consumo. Todos deberíamos comprender esto y establecer nuestras prioridades. El sabor será el menor de los problemas, aunque ahora nos parezca tan importante. Pues, ¿a quién le gustó su primera cerveza o su primer cigarrillo? ¡Cuántos intentos hicieron falta para acostumbrarse al sabor y entrar a formar parte de la sociedad «normal»! Los órganos del gusto ya se han acostumbrado a estos sabores, por desgracia. ¿No será posible cambiar esta costumbre en nuestro propio beneficio? Sin duda, pero sólo si damos importancia a esto. Es una cuestión de ser conscientes. Nada es imposible para quien ha tomado la decisión de hacerse cargo de su vida, de su salud, de su futuro y de su destino. Provisto de la información correcta, conseguirá armonizar su comportamiento con las leyes naturales, dando incluso ejemplo a quienes le habían obstaculizado al principio. No seríamos el homo sapiens, la corona de la Creación, si nos empeñáramos en seguir maltratando a nuestro cuerpo tras haber recuperado el manual de instrucciones que habíamos perdido. Al menos tenemos que poner el manual a prueba, y no sólo durante unos días. Como la adaptación exige tiempo, el plazo ha de ser al menos de medio año. Pues entonces cada cual sabrá si su salud ha mejorado o no.

Ser consciente significa no sólo disfrutar de la salida y de la puesta del Sol o percibir detalles a los que la mayor parte de la gente no presta atención, sino ser consciente de cada una de las acciones que uno lleva a cabo, de sus consecuencias y de su alcance. Para esto hace falta el saber, la información y sobre todo la franqueza. Lo que sucede hoy es que echamos cubos y más cubos de agua en un barril y luego nos asombramos de que «de repente» una gota lo haya hecho derramarse. Esto sucede básicamente por ignorancia, pero además por tozudez y desgana. Es importante ser consciente de que esto no se refiere sólo a la salud. Pues igual que ante las leyes humanas la ignorancia no protege del castigo, ante las leyes naturales la inconsciencia no protege de las consecuencias. La ley universal de causa y efecto es tan infalible e implacable como cualquier otra ley natural.

¿A qué se debe que la mayor parte de nosotros no sea consciente de que el pedazo de carne que acaban de llevarse a la boca es una parte de un animal que unas personas han criado con el único fin de matarlo, despedazarlo y devorarlo? ¿Por qué no piensa la mayor parte de la gente cuando van a una carnicería que ahí se ponen en venta los productos de una industria asesina que dejaría pequeños a los campos de concentración de Hitler y Stalin si no se tratara «sólo» de animales? ¿No sabemos lo que estamos haciendo?, ¿o lo sabemos y seguimos como si nada?

Una parte de nosotros lo sabe: nuestro interior, nuestra alma. Y el alma sufre por esto. Pues sabe que torturamos, maltratamos y matamos a seres vivos, a nuestros hermanos en el reino animal, para satisfacer a nuestro paladar. Nuestro cuerpo se ha acostumbrado a esto, y nuestro espíritu se ha convencido de que es correcto y necesario, por lo que el alma no se puede hacer oír. Y sin embargo el alma sabe qué está pasando... y sufre. Deberíamos prestar atención por fin a esta voz interior, a estos sentimientos reprimidos, por el bien de nuestro desarrollo, de nuestro futuro, de la paz de nuestra alma. Pero la mayor parte de la gente tiene miedo al conocimiento y a la verdad y prefiere seguir siendo inconsciente, sepultar su consciencia y acompañar a los demás en su ruina. Esta es la razón profunda por la que nuestro espíritu se inventa todo tipo de argumentos, razones y excusas para acallar a nuestra alma y no dejar pasar a la verdad. La propia Biblia, que es la base de una religión universal, fue «corregida» tras el concilio de Nicea (año 325) para que Constantino «el Grande» pudiera seguir consumiendo carne y vino y pertenecer al cristianismo. Esta es también la razón por la que muchas personas reaccionan intimidadas, minimizando o incluso justificándose con agresividad cuando se les habla del consumo de carne. Por último, esta es también la causa de algunos problemas psíquicos, cuando el alma (como en el caso de Marta) expresa mediante los sentimientos que algo fundamental no está en orden.

Cada cual es libre en sus acciones (no podemos cansarnos de decirlo), pero cada cual ha de cargar también con la responsabilidad de sus acciones. En todo caso, la salud no se puede conseguir de este modo, ni siquiera en el sentido superficial que es habitual hoy. Por eso, nadie debería seguir albergando esa esperanza irreal. Sólo avanzaremos en la búsqueda de la verdadera salud una vez que hayamos aceptado esta carga. Abrámonos, pues, a estas informaciones y llevémoslas a la práctica durante al menos seis meses para ponerlas a prueba mediante nuestra experiencia. Esto será un test doble para nosotros. Pues por una parte examinamos si la alimentación integral vegetariana es mejor, y por otra parte examinamos si nuestro desarrollo y la búsqueda de un sentido superior de la vida son más importantes para nosotros que nuestras dichosas costumbres.

Podemos y debemos ayudar adicionalmente a nuestro espíritu, pues en su extravío actual es como un ordenador que repite incesantemente una operación. De esto hablaremos más adelante. Ahora vamos a estudiar otros capítulos del manual de instrucciones de nuestro cuerpo.

5. La inactividad mata

«¿Zapatillas para fondo? En el primer piso, departamento de deportes de invierno.» Klaus tuvo que explicar a la dependienta que quería correr, no esquiar. Esto sucedió en 1977 en Berlín. Aunque correr por el bosque es una vieja costumbre alemana, correr ya no era habitual. Hizo falta un boom procedente de los Estados Unidos para que correr volviera a estar de moda con el nombre de «jogging». Por entonces, ese boom ya estaba en su apogeo en América del Norte, donde lo había desencadenado el doctor Kenneth Cooper en 1968 con su libro Aerobics. A finales de los años setenta, más de veinticinco millones de estadounidenses hacían jogging habitualmente; al mismo tiempo, el número de defunciones causadas por enfermedades cardíacas bajó el catorce por ciento en una década, un hecho que se suele atribuir al boom desencadenado por el doctor Cooper.

Esta ola no había llegado a Europa en 1977, tal como muestra la experiencia de Klaus Haetzel, un empleado de la oficina de prensa del ayuntamiento de Berlín que por entonces comenzó a interesarse por el deporte de correr. Klaus empezó a correr habitualmente e incluso a entrenarse con intensidad, y dos años después participó en su primer maratón, que no consiguió acabar. Pero entonces tuvo que hacer frente a un diagnóstico que para mucha gente sigue equivaliendo hoy a una sentencia de muerte: cáncer de intestino, y en una fase avanzada. Klaus tuvo que someterse a una operación en la que le extirparon un tumor del tamaño del puño de un niño y parte del intestino. Sin embargo, Klaus no quiso que esta enfermedad le derrotara, y mucho menos la radioterapia y la quimioterapia. Al contrario: decidió escaparse de ella corriendo. Todavía estaba en el hospital cuando empezó a entrenarse a correr, arrastrándose por los pasillos y las escaleras. Tras ser dado de alta, Klaus prosiguió su entrenamiento con la marcha atlética, gracias a lo cual su forma física mejoró poco a poco. Apenas medio año después volvió a correr un maratón, que esta vez sí terminó (en menos de tres horas y media), y a continuación corrió siempre que pudo. No hubo maratón en el que no participara, hasta que tres años después se pasó al triatlón. Entre tanto, Klaus ha acabado varias veces el «ironman», un triatlón cuyos participantes tienen diecisiete horas para nadar 3'8 km., recorrer en bicicleta 180 km. y correr 42 km. ¿Y qué fue del cáncer? Se quedó por el camino.

Este es uno de los muchos ejemplos de personas que se escapan de una enfermedad gravísima al exigir a su cuerpo un rendimiento máximo. Estos ejemplos nos muestran de qué es capaz el cuerpo, qué fuerzas puede movilizar aunque muchas cosas funcionen mal, y que incluso está en condiciones de curar enfermedades gravísimas. Pero, como veremos en el capítulo siguiente, estos ejemplos muestran sobre todo que lo fundamental es la consciencia, lo que nuestro espíritu considera posible, lo que nuestro espíritu se decide a hacer. Pues, a diferencia del caso de Klaus, el diagnóstico de cáncer es para miles de personas una sentencia de muerte que ellas mismas ejecutan.

Pero volvamos al jogging, al doctor Cooper. ¿Fue todo eso mérito suyo? Seguro que no. El doctor Cooper sólo retomó y aplicó una ley natural elemental de nuestro cuerpo. Lo que sin duda fue mérito suyo es el hecho de que supo convencer a muchas personas en todo el mundo de que esta ley natural es una parte irrenunciable del manual de instrucciones de nuestro cuerpo y que cumplirla es muy beneficioso para la salud. Esta ley natural es, como todo en la naturaleza, tan simple que solemos considerarla algo obvio, sobre lo que no vale la pena hablar. Dice así: nuestro cuerpo está hecho para moverse, y todos sus mecanismos funcionan mejor cuanto más los usamos y entrenamos. En efecto, esto parece una obviedad. Y sin embargo la mayor parte de la gente parece estar convencida de que su cuerpo siempre estará en forma aunque se pasen el día sentados, utilicen el coche hasta para acercarse al buzón y suban en ascensor a los pisos altos. Cuando el cuerpo empieza a cumplir mal sus tareas o a fallar cada vez más a menudo, se suele echar la culpa a la edad o a alguna enfermedad inexplicable, pero no al hecho de que todos los mecanismos están enmohecidos. Por el contrario, cualquier propietario de una máquina que no se ha empleado durante mucho tiempo procura limpiar y engrasar todas sus partes antes de volver a ponerla en funcionamiento.

Durante sus trece años en el ejército del aire de los Estados Unidos, el doctor Cooper realizó investigaciones científicas exhaustivas sobre diversos ejercicios corporales con más de quince mil personas y pudo demostrar que la práctica habitual del movimiento dinámico tiene consecuencias positivas para la salud, lo cual ha sido confirmado por millones de personas en todo el mundo e incluso por representantes de la medicina. Además, el doctor Cooper introdujo un sistema de puntos para que cada persona establezca la cantidad de movimiento que necesita. Pero este sistema tiene una base insegura, pues por una parte se deriva del estado de una sociedad determinada, y por otra parte se guía por una meta cuyos criterios no se indican. Pues, ¿qué es el fitness, la buena forma? Unos la identifican con un cuerpo delgado; otros, con un cuerpo musculoso. Otra definición dice que la buena forma es el estado en que el cuerpo puede llevar a cabo sus tareas de una manera eficaz y sin cansarse. Así pues, ya aquí hay grandes diferencias que sin duda influyen notablemente sobre la cantidad de movimiento que se considera necesaria para cada persona.

Dejemos de lado estos rompecabezas científicos y volvamos al plano de las leyes naturales, donde encontraremos las respuestas universales. Todo el mundo sabe que la movilidad y la actividad muscular retroceden si no las entrenamos. Al menos, esto lo saben por propia experiencia quienes han tenido enyesado durante unas semanas un brazo o una pierna o quienes han tenido que guardar cama durante un período largo de tiempo. En estos casos, la movilidad queda reducida a un mínimo, y también la fuerza desaparece. Pero si volvemos a usar intensamente los mecanismos, su estado original se restablece en poco tiempo. Este principio no vale sólo para las articulaciones, los tendones y los músculos, sino para todos los mecanismos corporales y espirituales, pues gobierna todo nuestro desarrollo. Así, un niño pequeño sólo aprende a ver si hay algo que ver e intenta verlo. Mediante esta exigencia que plantea a los ojos, a los nervios ópticos y al centro visual del cerebro, los mecanismos correspondientes se desarrollan y surge la visión correcta. Si a un bebé se le tapa un ojo durante los primeros meses de su vida (este experimento se ha llevado a cabo con gatos), ese ojo será ciego o al menos nunca verá bien. Esto se debe a que la formación de los mecanismos correspondientes sólo puede tener lugar durante una fase determinada del desarrollo. Si no es posible en ese momento, ya no será posible nunca. Lo mismo se puede decir de todos los demás mecanismos del cuerpo. El niño tiene el deseo, respaldado por los adultos de su entorno, de hacer las cosas igual que ellos, y ese deseo le da los impulsos necesarios para desafiar y entrenar a su cuerpo y a su espíritu. Aunque este principio sea positivo para nuestro desarrollo, puede ser negativo y peligroso si el entorno crea ideales desfavorables o incluso perjudiciales que el niño intenta realizar. También es negativo que ciertos impulsos falten por completo. Pues entonces el niño no puede llevar a cabo el desarrollo correspondiente.

Esto recuerda mucho al tema «normalidad», sobre el que ya hemos hablado al principio: si hay algo que nadie considera posible o alcanzable, nadie intenta realizarlo y nunca se realizará. Este es el punto en que nos encontramos en este momento: nos preguntamos qué es posible y realista, cuáles son las cualidades y aptitudes normales de nuestro cuerpo.

Pero volvamos a nuestros mecanismos corporales. Si su funcionamiento depende de que los empleemos, depende de nosotros qué bien, qué fiablemente y qué tenazmente trabajen. No es asunto nuestro sólo qué mecanismos entrenemos, sino también en qué medida. De esto dependerá el alcance de su funcionamiento. Los niños pequeños nos muestran esto de manera ejemplar. Están ocupados continuamente en intentarlo todo (los movimientos, las aptitudes, las habilidades), y siempre quieren alcanzar el máximo grado. Pero estos impulsos se pierden en algún momento, y los adultos no buscamos nuevas habilidades, ni siquiera utilizamos las que ya hemos adquirido, por lo que se van atrofiando poco a poco. Esto no sería grave si todavía viviéramos a la manera de nuestros antepasados remotos, que mediante su actividad cotidiana ponían en marcha casi todos los mecanismos corporales. Hoy ya no necesitamos comportarnos así, pues mediante nuestras conquistas técnicas hemos creado tantas facilidades y tantos ayudantes mecánicos que ya no hacemos nada por nosotros mismos y enmohecemos. No se trata sólo de los músculos que determinan nuestra fuerza y nuestro aspecto, sino también de los músculos que apenas percibimos, de la circulación de la sangre, de la circulación de la linfa, de la respiración, del metabolismo, de los sentidos, de las glándulas, de los órganos internos, de las funciones sexuales, de las articulaciones, de los órganos excretorios, de los nervios, de todos y cada uno de los mecanismos corporales.

Pero, ¿cómo vamos a llevar a cabo este entrenamiento?, ¿cómo determinamos la medida correcta? Comencemos por los músculos, que son las partes del cuerpo que más a menudo se somete a entrenamiento. Hay varias posibilidades: podemos empezar tensándolos y relajándolos sin moverlos. A esto se le llama «contracciones musculares isométricas». Por el contrario, las contracciones musculares isotónicas son las que producen movimientos. Ambas conservan o aumentan (según la intensidad) la fuerza muscular y la masa muscular. Estas dos magnitudes no dependen directamente la una de la otra. Es decir, los músculos grandes pueden tener menos fuerza que los músculos pequeños. Pues lo decisivo es cuántas fibras musculares entran en acción a la vez durante una contracción. Normalmente, no pasa del sesenta y cinco o del setenta por cien, lo cual explica que en situaciones extremas (como el miedo a la muerte) tengamos de repente a nuestra disposición reservas de fuerza inesperadas. El entrenamiento de los músculos aumenta primero la coordinación intramuscular, mediante la cual más fibras se contraen al mismo tiempo. Y a continuación, con el aumento de la exigencia, tiene lugar un engrandecimiento transversal de las fibras musculares, un incremento de la masa muscular. La coordinación intramuscular es asunto de los nervios, y por eso se puede explicar un interesante experimento (asombroso a primera vista) que hace poco ha llevado a cabo el neurofisiólogo Guang Yue, de la Cleveland Clinic Foundation (Ohio). Pidió a diez voluntarios de entre 20 y 35 años que cinco veces a la semana se imaginaran vivamente que entrenaban sus bíceps. Les prohibió que tensaran sus músculos, y los investigadores se aseguraron de esto mediante la observación de los impulsos eléctricos en las células nerviosas de la musculatura del brazo. Cada catorce días se midieron los bíceps de esas personas, y ya a las pocas semanas se pudo constatar un incremento de la fuerza del 13,5 %, que se mantenía tres meses después de acabar el ejercicio. Este experimento muestra claramente que el espíritu y el cuerpo están unidos y que se ejercen una influencia recíproca, aunque aquí se tratara de un efecto superficial. Volveremos a esta cuestión cuando hablemos de la Samación Ritam.

Junto a los ejercicios sencillos de contracción que acabamos de describir, también podemos entrenar a los músculos mediante el movimiento dinámico, como correr, nadar, ir en bicicleta, remar, etc. Este tipo de movimiento se caracteriza por el hecho de que, si se lleva a cabo con tenacidad, exige un gran gasto de oxígeno, va unido a procesos metabólicos aeróbicos (es decir, que suceden en presencia de oxígeno). De ahí procede el nombre Aerobics que el doctor Cooper dio a su libro y a todo un tipo de métodos de entrenamiento. Si llevamos a cabo esos movimientos lentamente y por poco tiempo (como al andar), el gasto de oxígeno es menor. Lo mismo vale para los ejercicios breves e intensísimos (como el sprint o el salto), que no permiten un suministro de oxígeno suficiente. En estos casos se habla de procesos metabólicos anaerobios (es decir, que suceden sin oxígeno). La diferencia esencial radica en el suministro energético de las células musculares, para lo cual hay tres posibilidades: a partir de la grasa, a partir de los hidratos de carbono (glucógeno) o a partir del azúcar de la sangre (glucosa). La cantidad mayor de energía se puede sacar de la grasa, para lo cual hace falta oxígeno. Pero con la mayor rapidez se puede tomar de la glucosa y del glucógeno, ya sea con o sin oxígeno. En el caso de una actividad normal, ligera, las células toman su energía del azúcar de la sangre o de las reservas de grasa. Si la actividad es más intensa, se quema más grasa, ya que ésta contiene más del doble de energía que los hidratos de carbono y que el azúcar. Si sigue aumentando la intensidad, se consume más glucógeno, pues en él la necesidad de oxígeno para la misma cantidad de energía es menor. Por eso, el glucógeno es el principal proveedor de energía cuando la actividad es intensa, pero sólo mientras duren las reservas. También se recurre al glucógeno cuando hacen falta esfuerzos intensos y repentinos para los que la sangre no puede suministrar la cantidad suficiente de oxígeno. En estos casos, el glucógeno se transforma en energía de manera anaerobia, sin oxígeno, un proceso que está muy limitado por el ácido láctico que produce.

Por tanto, lo que sucede cuando se entrena un músculo depende mucho del tipo de entrenamiento. En el caso de un nivel medio de entrenamiento (ya sea en forma de ejercicios de contracción no muy fuertes o de movimiento dinámico) y de un suministro de oxígeno suficiente mediante la sangre, la energía se obtiene quemando la grasa. Si la intensidad del movimiento es mayor, las células pasan a quemar el glucógeno; si el ejercicio es extremo, lo llegan a catabolizar sin oxígeno.

Como hemos dicho, la coordinación de las fibras musculares mejora así, y la fuerza del músculo (y tras algún tiempo también su masa) crece. Además de incrementar la fuerza muscular, el entrenamiento intenso y habitual influye sobre el metabolismo de los músculos. De este modo, el umbral desde el que hay que quemar el glucógeno se desplaza cada vez más hacia arriba, igual que el umbral para el catabolismo anaerobio del glucógeno. Las células entrenadas contienen ya en estado de reposo los enzimas que necesitan para el metabolismo de la grasa y del glucógeno, y además aumentan sus reservas de combustible. También aumenta su capacidad de emplear el oxígeno de la sangre, pues pueden extraer más oxígeno de la sangre y crece el número de arterias de suministro. Todo esto también se nota en el estado normal porque las células obtienen más energía de la grasa que del azúcar de la sangre. Por tanto, queda más azúcar para las células nerviosas y para el cerebro, que sólo pueden obtener su energía de este modo. Además, el suministro suficiente de oxígeno se alcanza con menos sangre, lo cual descarga considerablemente al corazón y a la circulación. Otra consecuencia es el incremento de la resistencia, pues hay que recurrir mucho más tarde a las reservas de glucógeno y los procesos anaerobios comienzan mucho más tarde (o incluso nunca).

El doctor Cooper demostró la influencia sobre el metabolismo de la grasa mediante un experimento tan sencillo como contundente. Dio a dos grupos de hombres, uno bien entrenado y el otro mal entrenado, tres cuartos de litro de nata para desayunar, nada más. A lo largo del día se les extrajo un poco de sangre a intervalos iguales. Después de desayunar, todos tenían una concentración alta de gotas microscópicas de grasa en la sangre. En el grupo entrenado, la concentración ya se había disuelto a las cuatro horas, mientras que los hombres desentrenados necesitaron diez horas, pues su metabolismo de grasa era mucho menor.

Naturalmente, el incremento del metabolismo de grasa quemará también los depósitos de grasa y colesterol antiguos si a través de la alimentación no llegan continuamente refuerzos. Si nos alimentamos de una manera sana, la limpieza de los vasos se acelerará notablemente mediante el ejercicio dinámico habitual. Esto lo hemos visto claramente en el ejemplo de Eula en el capítulo 3.

Por consiguiente, también este tema nos conduce a la alimentación. Pues como la grasa desempeña una función muy importante como proveedor de energía, se podría pensar que tenemos que tomar mucha grasa. Pero sucede lo contrario. Pues, por una parte, el cuerpo transforma sin problemas en grasa los hidratos de carbono de los alimentos y, por otra parte, las grasas de los alimentos son problemáticas o incluso perjudiciales si no son un componente natural de los frutos o de las verduras. En cuanto se extraen grasas o se produce aceite (aunque sea de una manera cuidadosa), las moléculas cambian y sólo rara vez tienen el mismo efecto que las moléculas del alimento inalterado. Las grasas animales son perjudiciales porque son difíciles de digerir y contienen ácidos grasos saturados, por lo que tienden a aglomerarse. Además, las grasas erróneas causan trastornos globales en el funcionamiento del cuerpo, ya que los ácidos grasos sirven en parte de componentes estructurales de las membranas celulares.

Las proteínas animales también son muy problemáticas para el cuerpo y habría que eliminarlas de la alimentación, ya que sus productos metabólicos ácidos dañan al cuerpo, son una fuente de energía muy mala y además (lo cual es importante en relación con el movimiento dinámico y con el deporte) su excreción le quita al cuerpo mucha agua y muchos minerales. Por esta razón, el peligro de deshidratarse es muy superior si la alimentación es rica en proteínas.

Estos hechos sorprenderán a muchos, ya que a la opinión pública se le suele decir (con el apoyo de la industria cárnica y láctea) que los deportistas necesitan ingerir carne y productos lácteos. Pero si echamos un vistazo a los deportistas, constatamos que la mayor parte de ellos ingieren sobre todo hidratos de carbono. Muchos incluso renuncian por completo a la carne y al pescado, al menos durante las semanas que preceden a las competiciones importantes. Además, hay una lista cada vez más larga de deportistas vegetarianos o incluso veganistas, es decir, que no consumen carne, pescado, huevos ni productos lácteos. No se trata de deportistas de segunda fila, sino de algunos de los más grandes, de los que han hecho historia del deporte, como el legendario atleta finlandés Paavo Nurmi, que en doce años consiguió veinticinco récords mundiales en carreras de fondo y nueve medallas olímpicas, o Edwin Moses, que consiguió cuatro récords mundiales y dos medallas de oro olímpicas en la carrera de cuatrocientos metros con obstáculos. Algunos deportistas se han vuelto vegetarianos durante su carrera, como Beat Gähwiler, que fue seis veces campeón de Suiza de decatlón, mientras que otros ya eran vegetarianos desde mucho antes, como Murray Rose, que batió quince veces el récord mundial en 400 y 1500 metros en natación y consiguió cuatro medallas de oro, una de plata y una de bronce en las olimpíadas. Era vegetariano desde los dos años y ganó sus tres primeras medallas de oro a la edad de diecisiete años.

Otro ejemplo es Sixto Linares, que en 1985 batió el récord mundial de triatlón en veinticuatro horas. Linares cuenta que en el colegio empezó a alimentarse de manera vegetariana, que experimentó durante algún tiempo con los huevos y los productos lácteos, pero que acabó renunciando a todos los alimentos animales. Sus padres se preocuparon mucho, y les costó abandonar sus reparos contra la alimentación vegetariana aunque su hijo se convirtió en los catorce años siguientes en uno de los hombres más en forma del mundo. Linares batió en 1985 el récord mundial de triatlón al conseguir en veinticuatro horas nadar 7,7 km., recorrer 298 km. con la bicicleta y correr 84 km. Pero el hombre más en forma del mundo ya no es Sixto Linares, sino Dave Scott, que ha ganado seis veces la dura carrera Ironman de Hawai, dos veces la de Japón, y a la edad de cuarenta años quedó el segundo y a la edad de cuarenta y dos el quinto en Hawai. También Scott es vegetariano.

Es interesante (y de acuerdo con todo lo que sabemos sobre la alimentación no es una casualidad) que fueran vegetarianos precisamente los deportistas que han rendido muy alto no sólo una o dos veces, sino durante mucho años. Así, es veganista Martina Navratilova, a la que se considera la mejor tenista de todos los tiempos porque ha ganado dieciocho torneos del Grand Slam y nueve de Wimbledon. También es veganista Carl Lewis, «el hombre más rápido del mundo», que consiguió nueve medallas de oro olímpicas y trece medallas de oro en otras competiciones internacionales en las carreras de cien y doscientos metros, así como en salto de longitud y en la carrera de obstáculos de 4x100. El propio Lewis cuenta que siempre había comido mucha verdura, y que desde 1990 renunció por completo a la carne y se convirtió en veganista. El año siguiente, con cuatro récords mundiales y la sexagésima quinta victoria consecutiva, fue el mejor de toda su carrera, que concluyó en 1996 con una medalla de oro en los juegos olímpicos de Atlanta.

La carne tampoco hace falta para la pura masa muscular, pese a lo que digan los prejuicios. Esto lo demostró el vegetariano Bill Pearl, que consiguió cinco veces el título de «Míster Universo». La alimentación no vegetariana es incluso muy peligrosa para los deportistas. Es verdad que el movimiento habitual e intenso ayuda al cuerpo a librarse rápidamente de muchas escorias metabólicas, pero éstas se hacen notar mucho más cuando el esfuerzo es grande. Así, el desgaste de las articulaciones de los deportistas tras unos años se debe sólo en parte al uso intenso. Un factor esencial son las concreciones de ácido úrico en sus articulaciones, que se rozan en cada movimiento debido a su estructura cristalina afilada, hasta llegar a la artritis y a la artrosis. Por supuesto, las condiciones extremas en que se desarrollan los deportes de competición hacen que surjan problemas de desgaste aunque la alimentación sea vegetariana, pero con una alimentación sana el movimiento intenso (incluso extraordinariamente intenso) no representa un problema para el cuerpo. Recurrir aquí a la comparación con una máquina que se deteriora inevitablemente con el paso del tiempo es simplemente un error. Pues nuestro cuerpo tiene un complejo sistema de regeneración, amortiguamiento y lubricación que se adapta a cualquier actividad normal y garantiza su funcionamiento sin limitaciones. Pero si en las articulaciones se forman concreciones de cristales afiladísimos de ácido úrico, ni siquiera la mejor capa de cartílago y todas las bolsas sinoviales del mundo pueden evitar que con cada movimiento se produzcan lesiones que alguna vez sobrepasarán la capacidad de reparación del cuerpo. Si además la consistencia de la lubricación es alterada por los componentes erróneos de la alimentación y si el suministro de nutrientes a las articulaciones es dificultado o incluso interrumpido por concreciones de albúmina animal, ácidos grasos saturados y colesterol en las arterias de suministro, el problema ya no tiene remedio. De una manera similar se producen cambios de la estructura cartilaginosa, que pueden tener consecuencias desastrosas sobre todo para los discos intervertebrales. Pues si éstos pierden su elasticidad y flexibilidad, pueden salirse de su sitio con cualquier movimiento. El resultado son los problemas vertebrales cada vez más frecuentes, que no se deben a que la gente haga unos giros cada vez más acrobáticos, sino a que entrenan cada vez menos a su aparato de apoyo y al mismo tiempo cambian su estructura mediante una alimentación errónea. Si a esto añadimos los cristales de ácido úrico en las cercanías de la médula espinal, la situación se vuelve muy peligrosa. Pues entonces se pueden producir lesiones serias de las fibras nerviosas que en casos extremos pueden conducir a parálisis. Una pequeña impresión de lo que significan estos daños del tejido nervioso la conoce casi todo el mundo en forma de lumbago o de ciática. Pues ahí se produce una irritación y lesión del tejido nervioso por concreciones cristalinas que suele necesitar mucho tiempo de reposo absoluto para curarse.

También en los demás tejidos se producen concreciones de ácido úrico y molestias reumáticas con cualquier movimiento. Otros lugares habituales de concreciones son las arterias, lo cual (sumado a un espesamiento de la sangre causado por los ácidos grasos saturados y el colesterol) tiene consecuencias extremadamente negativas para la actividad y resistencia de los músculos. Pues, como hemos visto antes, para la actividad y resistencia de los músculos es decisivo el suministro correcto de sangre. Si éste no está garantizado, la falta de oxígeno obliga a las células a pasar antes al metabolismo anaerobio del glucógeno, que al liberar ácido láctico y agotar las reservas de glucógeno causa tras relativamente poco tiempo dolores musculares y un descenso del rendimiento. Pero al mismo tiempo el corazón intenta mejorar el suministro de oxígeno aumentando el riego sanguíneo, lo cual produce un incremento peligroso de la tensión y del pulso. Si además el suministro del músculo del corazón está dificultado por concreciones, se puede producir rápidamente una angina de pecho o incluso un infarto.

El cuerpo tiene problemas parecidos con la eliminación del calor que surge en los músculos. Pues para esto también hace falta un buen riego sanguíneo que lleve el calor a la piel, donde el frío de evaporación del sudor provoca la refrigeración necesaria. Pero si como consecuencia de las concreciones en las arterias y del espesor de la sangre no se alcanza a todas las células, y si además bajo la piel se han formado capas de concreciones aislantes, el equilibrio térmico se vuelve muy difícil. El cuerpo intenta salir del paso aumentando el ritmo cardíaco y sudando más, pero no lo consigue por completo y perjudica a la circulación. El mismo problema se produce al eliminar los productos de desecho metabólico que surgen en los músculos.

Estas concreciones arteriales se agravan cuando consumimos bebidas ricas en minerales para enfrentarnos a la deshidratación y desmineralización del cuerpo que causan la digestión y excreción de las proteínas animales. Pues de este modo sustituimos los minerales del cuerpo por minerales artificiales, ajenos al cuerpo, que por lo general no pueden cumplir su función y forman concreciones. La calcificación prosigue así su camino. Así que ni el deterioro corporal ni el deterioro espiritual son fenómenos propios del envejecimiento, sino una consecuencia degenerativa de la alimentación errónea. La propia calvicie, tan normal para los hombres, se debe a que las concreciones impiden que las células capilares reciban el suministro suficiente, por lo que detienen su funcionamiento. Así que quien quiera tener durante muchos años un cuerpo hermoso, bien proporcionado, no tendrá que practicar sólo el bodybuilding exterior, sino que también tendrá que ocuparse de la belleza y limpieza interior de su cuerpo. En condiciones normales, ésta tal vez tarde mucho tiempo en verse, pero a medida que pasan los años y aumentan las cargas se vuelve cada vez más perceptible. De acuerdo con la sentencia de los antiguos «Mens sana in corpore sano», la belleza y limpieza interior del cuerpo garantiza claridad y flexibilidad espiritual sin senilidad hasta una edad avanzada. Para esto hay que evitar el enmohecimiento dando al cuerpo una alimentación correcta y entrenando suficiente y habitualmente a cada parte y función del cuerpo.

¿Qué significa «suficiente» en este contexto? ¿Qué sería demasiado? La respuesta a estas preguntas nos la da nuestro propio cuerpo. Así, hemos visto que nuestro cuerpo es por naturaleza un sistema al que le gusta moverse y que necesita moverse. Para nuestros antepasados, el movimiento era un componente cotidiano de la vida. Cada vez que buscaban alimento, agua o un lugar para dormir, tenían que realizar movimiento dinámico. Cada persona debía estar permanentemente en condiciones de escapar de un peligro corriendo o trepando. Además, con el paso del tiempo tuvieron que recorrer grandes distancias debido a la alimentación, al clima o a la comunicación. Por el contrario, hoy tenemos todo al alcance de la mano y no tenemos que levantarnos o salir de casa para casi nada. Y si tenemos que salir de casa, disponemos de ascensores, escaleras automáticas y coches para no tener que movernos mucho. Hoy ya apenas hay peligros de los que tengamos que escapar corriendo; menos mal, pues de lo contrario moriríamos muy pronto. Nuestros hijos también morirían en las situaciones en que su vida dependiera de que corriéramos al sprint unos centenares de metros para pedir ayuda o ponerlos a salvo. Sin embargo, pese a la técnica esas situaciones siguen siendo posibles hoy o incluso se han vuelto más probables como consecuencia de los numerosos peligros nuevos y de la despersonalización de nuestra sociedad. Por tanto, en beneficio de nuestra salud y de nuestra buena forma corporal conviene que nos guiemos por el modo de vida de nuestros antepasados, que además seguro que está mucho más de acuerdo con las leyes naturales que el nuestro.

Por consiguiente, el programa de entrenamiento correcto consiste en moverse dinámicamente al menos una vez al día, y hasta sudar copiosamente. Por desgracia, hay quien sigue diciendo que no hay que llegar a sudar. Así, los representantes del ayurveda convencional advierten de que el movimiento que provoca sudor pone en circulación toxinas por el cuerpo. ¡Pero si eso es bueno! Queremos disolver y expulsar las concreciones: para eso necesitamos el movimiento dinámico y el sudor. Pues por una parte las sustancias de desecho abandonan nuestro cuerpo mediante el sudor, y por otra parte tenemos que entrenar a las glándulas sudoríparas y a la regulación de la temperatura del cuerpo. Quien tenga miedo a sudar porque piensa que su sudor no huele bien tiene una razón más para sudar. Pues el sudor sólo huele mal cuando está lleno de toxinas. Una vez que estas sustancias han abandonado el cuerpo (y si no vienen toxinas nuevas), nuestro sudor deja de oler mal. Y si hemos comido frutos, olerá bien, como estos frutos. Así queda establecida la cantidad necesaria de movimiento dinámico para cada persona. Pues el momento en que empezamos a sudar copiosamente será diferente en cada persona de acuerdo con el estado de su metabolismo, de su circulación y de sus músculos, pero siempre será correcto.

Igualmente, nuestro cuerpo nos proporciona una señal inequívoca cuando el movimiento dinámico amenaza con ser excesivo. Esto sucede cuando la respiración nasal normal no nos proporciona bastante aire y queremos comenzar a respirar por la boca. Ya hemos visto antes que el suministro de oxígeno a los músculos es el factor que decide sobre la resistencia y la actividad. Si ya no recibimos bastante aire, hemos alcanzado el límite a partir del cual o los músculos ya no pueden producir bastante energía, o la sangre ya no puede aportar bastante combustible y oxígeno, o la circulación ya no funciona bien o confluyen varios de estos factores. En cualquier caso, esto significa inequívocamente que hemos de reducir el ritmo o incluso parar. Entonces no pasará nada. Por descontado, el presupuesto es que siempre respiremos sólo por la nariz, como corresponde al funcionamiento natural. Si nos movemos dinámicamente, sólo podemos tener problemas con el corazón y con la circulación si sobrepasamos ese umbral natural, respiramos por la boca y no prestamos atención a las señales de alarma.

Hemos llegado así a un elemento muy importante del manual de instrucciones de nuestro cuerpo: la respiración correcta, en relación con la cual casi todo el mundo comete errores gravísimos, especialmente a la hora de moverse corporalmente. Si examinamos nuestra nariz y las vías respiratorias que conducen de ella a los pulmones, vemos que ese es el instrumento ideal para aspirar. Pues la nariz contiene numerosos pelillos que rechazan a los cuerpos extraños, y gracias a los senos nasales la vía respiratoria es lo bastante larga para que la mucosa dé al aire la temperatura y la humedad correctas para los pulmones. Por el contrario, la boca no posee estos mecanismos, por lo que sólo hay que usarla en casos excepcionales para aspirar. Esto lo nota cualquier persona que respire por la boca durante la noche sin darse cuenta y que por la mañana se despierte con una sensación de sequedad y mal olor en la boca y la garganta. Pero también para espirar sólo sirve la nariz, aunque a primera vista no lo parezca. Pues el aire húmedo y caliente que sale de los pulmones calienta y humedece la mucosa nasal, que queda así preparada para la siguiente aspiración. Esto no sucede si aspiramos por la nariz y espiramos por la boca, y la mucosa del canal nasal se va enfriando y se reseca y endurece, lo cual entorpece la función limpiadora de los pelillos nasales. A través de la boca, el calor y la humedad del aire espirado son expulsados sin sacarles partido. La respiración correcta consiste, por tanto, en aspirar y espirar por la nariz. Esto es especialmente importante cuando hacemos movimiento dinámico y deporte. Pero es aquí donde cometemos los errores más frecuentes, que no sólo pueden provocar problemas circulatorios, sino que también pueden dañar a los pulmones, ya que el aumento de la frecuencia respiratoria los llena de aire demasiado frío, demasiado seco e incluso nocivo. ¡Como si los pulmones no tuvieran bastante trabajo con las toxinas y los desechos metabólicos que el cuerpo expulsa a través del aire! Aquí se suele cometer otro error gravísimo al mantener este aire nocivo en los pulmones durante más tiempo del necesario. Muchas personas piensan que aumentan la cosecha de oxígeno al hacer una pausa después de aspirar, antes de expulsar el aire. Pero el intercambio de sustancias en los pulmones apenas necesita unas fracciones de segundo, por lo que el aire retenido en los pulmones ya no contiene oxígeno, sino los desechos metabólicos que el cuerpo le ha entregado. Éstos tienen que salir inmediatamente del cuerpo, y entonces podemos hacer una pausa. Pues los pulmones vacíos son el estado normal, que sólo queda interrumpido por la aspiración y la espiración. El proceso de aspiración es un reflejo que tiene lugar automáticamente cuando el cuerpo necesita oxígeno. En el estado de relajación puede haber largas pausas respiratorias, que son completamente naturales. Pero también al correr por un terreno llano se produce en los corredores bien entrenados un ritmo relajado de respiración con pausas largas después de espirar. Este es el estado en que podemos correr sin fin.

Hemos vuelto así al movimiento dinámico, y en concreto al mejor y más natural, que es correr. Por supuesto, también podemos movernos dinámicamente de otras maneras: nadando, yendo en bicicleta, haciendo esquí de fondo, remando, etc. Pero correr es por muchas razones la mejor manera. No me refiero al monótono trotar por calles de hormigón, sino al correr variado por prados, caminos y bosques, cuesta arriba y cuesta abajo, a derecha e izquierda, deprisa y despacio, etc. Pues el duro e inflexible asfalto perjudica a las articulaciones, mientras que al correr por el bosque, por un suelo natural y accidentado, activamos de manera natural y variada los músculos y las articulaciones. Así aumentamos la flexibilidad, incluida la de la parte superior del cuerpo, cuando esquivamos las ramas, serpenteamos por los arbustos o saltamos sobre los troncos. Correr es la manera natural de moverse del ser humano, por lo que está perfectamente adaptado a todos los mecanismos. Correr favorece el movimiento intestinal natural, la perístole, y previene eficazmente el estreñimiento. Como por naturaleza correr forma parte de la búsqueda de alimento, habría que practicarlo conjuntamente con el cultivo del hambre. La mejor preparación para comer es hacer una pequeña carrera con hambre de verdad en el estómago, sudar copiosamente y bañarse a continuación en agua fresca: cualquiera puede imaginarse qué bien sabe y se digiere entonces la comida. Quien haya hecho esta experiencia sabe qué es disfrutar de la comida y que esto no tiene nada que ver con las exquisiteces culinarias.

Correr también da un masaje beneficioso a los demás órganos internos debido a los movimientos elásticos que provoca. Lo mismo vale para la columna vertebral y para los músculos del aparato de apoyo, que se relajan mediante una carrera ligera y tranquila. Además, la actividad muscular anima la circulación de la sangre y el flujo linfático, y no sólo en las piernas. Por ejemplo, si Gabriel (al que hemos conocido en el capítulo 1) hubiera corrido habitualmente por el bosque, no habría tenido problemas con los oídos y no habría hecho falta descongestionarlo manualmente desde fuera. No hay nada mejor que correr para tener libre la nariz. A los pocos metros, la propia nariz empieza a correr, hasta librarse de toda la mucosa. Por tanto, correr no sólo es positivo contra los resfriados existentes, sino que además evita que enfermemos.

Por último, correr es (al igual que los otros tipos de movimiento dinámico) muy beneficioso para el espíritu porque incrementa el riego sanguíneo y el suministro de oxígeno en todo el cuerpo. Pues con un cerebro bien suministrado y liberado de escorias se piensa mejor, y sobre todo es más fácil abandonar los caminos habituales y buscar posibilidades nuevas.

En conjunto, el cuerpo y el espíritu están más despiertos, activos y flexibles, lo cual representa un paso importante hacia el mantenimiento y el incremento de la salud y del bienestar. Estos hechos han sido confirmados por una institución del gobierno de los Estados Unidos de América, el Centro para el Control y la Prevención de las Enfermedades, que publicó un informe que interpreta los resultados de varias décadas de investigación sobre la conexión entre la actividad corporal y la salud. El resultado principal es que las personas que habitualmente no son activas corporalmente incrementan su salud y su bienestar si pasan a ser activas corporalmente. Las mejorías de la salud son mayores cuanto más larga, habitual e intensa sea la actividad corporal. Este informe constata que la práctica habitual del movimiento dinámico va acompañada de una mortalidad menor, al margen de la edad. Esta conclusión es importante para las personas que debido a su edad avanzada y a su salud deteriorada no quieren realizar ejercicio dinámico por miedo a un infarto o a un colapso circulatorio. El informe estudió estos casos y llegó a la conclusión de que esa preocupación no tiene sentido, pues sucede justo lo contrario (siempre que hagamos caso a las recomendaciones y a nuestras sensaciones y no intentemos correr un maratón o un sprint el primer día). El corazón, que es el músculo más importante en este contexto, hay que entrenarlo lentamente después de que durante años y décadas lo hayamos mantenido como en yeso y se haya atrofiado. En concreto, el informe dice que el movimiento dinámico habitual reduce el número de muertes causadas por enfermedades del corazón. Además, mejora la tensión arterial, reduce el riesgo de diabetes, cáncer intestinal y depresiones, ayuda a controlar el peso, a construir y mantener los huesos, los músculos y las articulaciones y fomenta el bienestar psíquico.

Pero el movimiento dinámico no basta para mantener en forma al cuerpo. También es importante usar y estirar cada parte móvil del cuerpo. Lo ideal sería usar cada músculo cada día hasta el límite de su resistencia. Lo mismo vale para su estiramiento y para el estiramiento de los tendones y de los ligamentos. Quien crea que tiene bastante fuerza y que no hay razón para que entrene sus músculos tiene que comprender que la falta de empleo no sólo debilita, sino que incluso acorta a muchos músculos. El resultado es la rigidez, no poder agacharse bien, girar ni realizar otros movimientos. En estas condiciones, un movimiento imprudente o una caída pueden causar una lesión seria. Para simplificar, todo esto se suele achacar a la edad, pero el culpable no es ni el tiempo ni nuestro cuerpo (lo cual equivaldría a echarle la culpa al Creador por habernos regalado un cuerpo defectuoso), sino nuestra comodidad y desidia de tantos años.

Para estos ejercicios de estiramiento, el mejor entrenamiento es un aparato de escalar, con el cual podemos escalar cada día a nuestro gusto y hacer trabajar a cada músculo, a cada tendón, a cada articulación. Sólo si desplazamos cada vez más nuestros límites, sabremos de qué es capaz nuestro cuerpo. Si nos conformamos con el statu quo, no avanzaremos o incluso retrocederemos, igual que los habitantes de los trópicos pasan mucho frío con diez grados de temperatura y no pueden comprender que se pueda sobrevivir con temperaturas bajo cero. Pero si un habitante del trópico se marcha a vivir a una región más fría, su cuerpo se acostumbrará a las nuevas condiciones, y en poco tiempo ya no tendrá problemas. Que el cuerpo humano es capaz de cosas más difíciles todavía lo demuestran los yoguis hindúes, que viven desnudos en el Himalaya y no calculan su estado de desarrollo por cuánto tiempo pueden resistir en la nieve, sino por la distancia a que funden la nieve a su alrededor cuando se sientan desnudos en el suelo.

Quien no pueda escalar tiene a su disposición una base buena y practicable en las posturas del yoga que el Ayurveda Ritam recomienda como programa básico para todos los días. Estas posturas hacen trabajar a los músculos y tendones más importantes y mejoran su flexibilidad mediante una sucesión precisa de tensión y relajación. Además, todo el mundo debería practicar el «yoga cotidiano», que consiste en llevar a cabo cada movimiento con plena consciencia hasta el final, es decir, hasta el límite de la movilidad o de la resistencia. Esto significa, por ejemplo, no agacharse simplemente para recoger algo del suelo, sino inclinarse conscientemente desde las caderas hasta notar en las corvas un tirón, o no estirar simplemente el brazo para coger un objeto de la estantería, sino extenderlo conscientemente desde el hombro y agotar así toda la extensión de la movilidad. Además, en cualquier momento y en cualquier lugar podemos tensar y relajar algún músculo de manera isométrica, es decir, sin movimiento, o girar un par de veces los hombros, la cabeza, los pies o las manos, revolver los ojos, dar un masaje a la nariz, a los ojos y a los oídos, con lo cual convertimos a la vida cotidiana en un entrenamiento de la flexibilidad y la elasticidad de todo el cuerpo. El Ayurveda Ritam llama a esto «svayamkárana», «ayudarse a uno mismo» o «hacer uno mismo». Lo decisivo no es intentar convertirse en un acróbata, sino avivar habitualmente todos los mecanismos y llevarlos al límite de su capacidad. De esta manera, todo funciona bien e incluso mejora lentamente.

Estos ejercicios son tan eficaces como sencillos. Propiamente, no tenemos más que tomar consciencia de nuestro cuerpo. Es imposible alcanzar la salud yendo dos veces a la semana a un gimnasio durante un par de horas y olvidándose del cuerpo el resto de la semana y maltratándolo con la ropa equivocada o con la falta de movimiento. Por el contrario, al relacionarnos conscientemente con él lo conocemos de verdad y desarrollamos otro trato (más sano) con él. Por ejemplo, la mayor parte de la gente no sabe dónde están sus músculos y qué función tienen. Así, nuestros ojos están rodeados de unos músculos pequeños que los mueven y sostienen, pero que deforman el globo ocular y causan ametropía si están agarrotados. Si aprendemos a influir conscientemente sobre esos músculos y sobre todo a relajarlos, podemos mejorar y corregir de una manera natural (sin gafas) la ametropía. La mayor parte de la gente tampoco sabe que hay músculos en nuestro cuerpo que apenas podemos controlar intencionadamente. Pero si aprendemos a controlarlos, podemos activarlos conscientemente; así sucede con la musculatura pélvica, un caso que puede tener consecuencias muy positivas y agradables para las funciones sexuales.

Para el funcionamiento perfecto (tal como lo pretendía el «inventor») no basta con el mecanismo corporal, sino que también hace falta el gobierno correcto mediante el espíritu. Así, hemos visto en el caso del entrenamiento muscular que la coordinación nerviosa de las fibras musculares tiene un significado decisivo para la fuerza de que disponemos. Otros ejemplos son la experiencia de las personas con miembros amputados, que suelen tener la impresión de que ese miembro aún está en su lugar y creen poder moverlo. Esa parte del cuerpo sigue existiendo en el plano del espíritu y de la consciencia. Si, por el contrario, una herida o una apoplejía ha dañado al sector cerebral que corresponde a una parte del cuerpo, ya no es posible controlar a esa parte. Para el afectado es como si ese miembro hubiera desaparecido o hubiera sido sustituido por un saco amorfo.

Llegamos así a ámbitos que trataremos con más detalle en el próximo capítulo, donde veremos qué enorme significado tiene el espíritu para nuestra salud y sobre todo para nuestro desarrollo, y que la Samación Ritam es una técnica mediante la cual podemos entrenar eficazmente a nuestro sistema corporal-espiritual para que funcione a la perfección. Una función importante corresponde aquí a la relajación. Mucha gente piensa que los resultados del entrenamiento corporal son mejores cuanto mayores son el tiempo y la intensidad con que lo llevamos a cabo, que obtendríamos los mejores resultados si entrenáramos constantemente. Pero no es así. Pues, como cualquier otro fenómeno de la naturaleza, nuestro cuerpo está sometido a la dualidad de descanso y actividad. La actividad (la estimulación, los impulsos) es importante, como hemos visto en este capítulo. Pero el descanso y la relajación son igualmente importantes para que el cuerpo pueda aplicar los impulsos. La fuerza o la masa muscular, el incremento de arterias, de depósitos de nutrientes, de sinovia y todas las demás consecuencias deseadas e importantes del movimiento dinámico surgen no durante el movimiento, sino durante el descanso que le sigue. Por eso, un músculo no puede crecer si está constantemente en acción y no tiene ocasión de llevar a cabo el crecimiento. Cuanto más profunda es la relajación, tanto más eficazmente aplicamos los impulsos corporales. De ahí que un entrenamiento de calidad incluya la relajación y no sólo el movimiento. Hablaremos de esto con más detalle en el próximo capítulo, donde también veremos que no sólo el espíritu es importante para que el cuerpo funcione, sino también el cuerpo para que el espíritu funcione. Pues los mecanismos espirituales dependen decisivamente de que obtengan las bases fisiológicas correctas. Así, necesitan un sistema nervioso que funcione bien, el cual a su vez depende de todos los demás mecanismos y sistemas corporales. Por eso es doblemente importante mantener en forma al cuerpo y entrenarlo habitualmente. Esto vale incluso para mecanismos como el sudor, la lubricación de las articulaciones, el corazón, los pulmones, los órganos internos, el riego sanguíneo de la piel, los órganos sensoriales y las funciones sexuales.

Ya hemos explicado cómo entrenar el sudor, la lubricación de las articulaciones, el corazón y los pulmones mediante el movimiento dinámico. ¿Cómo podemos entrenar nuestros órganos internos? Por suerte, aquí nos ayuda nuestro cuerpo con un mecanismo maravilloso, los reflejos. Nuestras articulaciones sirven no sólo para que nos movamos, sino también para dar impulsos al sistema nervioso vegetativo y a todas las funciones metabólicas. En ellas hay una especie de interruptores que se encienden cuando están completamente dobladas o extendidas y que emiten impulsos a todo el cuerpo. Esta es otra razón más para practicar habitualmente las posturas del yoga y el «yoga cotidiano», que estimulan directamente las articulaciones e indirectamente todos los mecanismos corporales.

Los pies son especialmente importantes en este contexto. Pues las plantas de los pies están llenas de zonas reflejas que corresponden a los diversos órganos del cuerpo. Por medio de ellas podemos estimular órganos y mecanismos a los que no tenemos acceso directo, lo cual es la base del masaje de las zonas reflejas del pie y muestra la importancia de andar descalzo. Nuestro cuerpo está tan bien estructurado que cada paso que damos descalzos produce impulsos estimulantes para todas las partes del cuerpo. Por desgracia, hoy apenas sacamos partido a esta circunstancia, y así está nuestra salud. De ahí que debamos quitarnos a la menor oportunidad los zapatos, los calcetines y las medias y caminar descalzos, a ser posible sobre el suelo natural. La mejor ocasión para esto la tenemos, tras algún tiempo de habituación, en nuestra carrera cotidiana por el bosque. Hoy, esto le suena raro a la mayor parte de la gente: ¡hasta tal punto estamos deformados por los valores de nuestra sociedad! Antes de la Segunda Guerra Mundial aún era habitual que la gente fuera descalza en verano, como puede confirmar cualquier persona de esa generación. Pero en la postguerra, como consecuencia de la nueva ola de civilización procedente de los Estados Unidos, se rechazó el mostrarse en público sin zapatos. Nadie sabía que este paso iba a ser muy perjudicial para nuestra salud. Sin embargo, el padre Kneipp hizo lo contrario menos de cien años antes. Quitó a las degeneradas damas de la nobleza sus corsés, sus zapatos y sus medias y les hizo volver descalzas por las praderas húmedas a la naturalidad. Y en una vieja crónica alemana del siglo XVI se lee que «este invierno hasta el último de los campesinos se ha puesto zapatos», lo cual muestra qué vitalidad y qué sano riego sanguíneo tenían por entonces las gentes humildes. La alimentación todavía era sencilla y frugal, mientras que el movimiento era complejo y abundante. Hoy sucede al revés, y el resultado ya sabemos cuál es.

El mejor calzado que podemos imaginarnos son nuestros pies, que están provistos de una suspensión dinámica, de sensores de temperatura, humedad y tipo de suelo, de un perfil diferencial con función de agarre, así como de una dermis sensible y robusta. Además, con cada paso la madre tierra les da un masaje directo en los puntos reflejos. El único inconveniente de los pies es que no nos parecen elegantes, por lo que no los usamos, sino que los aprisionamos en unos zapatos antinaturales en los que sudan y se atrofian, y con ellos nuestro cuerpo entero. Por consiguiente, deberíamos volver a acostumbrarnos a caminar descalzos, primero sobre la hierba blanda o sobre el suelo del bosque, luego sobre una base cada vez más dura. Con el tiempo, las plantas de los pies se fortalecerán y podremos atrevernos a dar largos paseos descalzos. Al principio, podemos llevar por precaución unos zapatos en la mochila. ¿Cuál era la recomendación de Thomas Parr para vivir muchos años? «Mantén los pies calientes», pero no mediante zapatos, sino mediante el movimiento. ¡Y Parr sabía lo que decía!

En invierno, cuando hace demasiado frío para nuestros pies desentrenados, conviene que hagamos el ejercicio de pisar piedrecitas alternativamente en un barreño con agua fría y en un barreño con agua caliente. De este modo damos un masaje a nuestras zonas reflejas e incrementamos el riego sanguíneo. Este efecto deberíamos aprovecharlo para todo el cuerpo bañándonos o duchándonos con agua alternativamente fría y caliente, o yendo a la sauna y bañándonos luego con agua fría. Estos baños «sagrados» en agua fresca, a ser posible tomada directamente de la fuente, son valiosísimos para eliminar de la piel los residuos, y al mismo tiempo estimulan los mecanismos de regulación térmica del cuerpo. Ese baño sagrado debería ser un componente estable del día como punto final de todo ejercicio de movimiento dinámico y por la mañana para refrescarse o como preparación corporal para la samación. Una ducha fría es una alternativa de mucho menos valor.

Para acabar este capítulo, voy a hablar del entrenamiento de los órganos sexuales, lo cual no significa que esta parte sea la menos importante. A algunas personas les puede parecer repugnante entrenarse en el ámbito de la sexualidad; a otras les puede parecer sorprendente que ahí haya algo que entrenar. Pero hay que dejar claro que los órganos y las funciones sexuales son componentes normales de nuestro cuerpo y de sus mecanismos. Y como el cuerpo es el templo de nuestra alma, que el Creador nos ha regalado, en él no hay nada antinatural ni sucio, a no ser que nosotros queramos.

Al igual que las demás partes del cuerpo, los órganos sexuales necesitan ser estimulados habitualmente para funcionar bien. Esto lo sabe cualquier mujer que acabe de dar a luz y que no haya entrenado la flexibilidad de su vagina para parir sin desgarro perineal o que no haya preparado sus pezones para el lactante. Además, la demanda de medios que aumenten la estimulación o la potencia sexual (que ha crecido en los últimos tiempos, pero que existe desde hace siglos) muestra que aquí hay un déficit considerable. El mejor estimulante es una compañía atractiva y una fisiología en buen estado, es decir: órganos sensoriales agudos, una piel sensible y sin concreciones, un sistema nervioso en buen funcionamiento, un corazón sano, una sangre no espesa, arterias sin concreciones, unas glándulas hormonales y mucosas sanas, el buen funcionamiento de los músculos y de los órganos implicados, así como un metabolismo energético correcto en todo el cuerpo. Todo esto se puede y debe mejorar mediante el entrenamiento habitual. Este entrenamiento se refiere a todo el cuerpo, pero en especial a las funciones sexuales y a los órganos implicados, y también aquí vale la regla de que hay que entrenarse todos los días. Si no tenemos la compañía adecuada, es mejor entrenarse solo que dejar que los mecanismos se sequen. Esto vale en especial para las mujeres, la mayor parte de las cuales sigue considerando inadecuado (debido a su educación) tocarse de una manera «inmoral». Ellas intentan compensar las carencias en este ámbito comiendo, lo cual las lanza a un círculo vicioso: la mujer no obtiene del hombre lo que necesita, lo compensa mediante la comida, y esto le hace perder atractivo ante él, al que cada vez le apetece menos darle lo que los dos necesitan, la mujer compensa esto de nuevo mediante la comida, etc., hasta que los mecanismos se secan por completo. Al mismo tiempo, una alimentación insalubre y un estilo insalubre de vida tienen como consecuencia que el hombre de mediana edad ya apenas «pueda», y que más adelante ya no pueda en absoluto. Pasada la menopausia, las mujeres por fin podrían dedicarse a la sexualidad sin miedo a quedarse embarazadas, pero los hombres de esa edad ya no están en condiciones.

De este círculo vicioso sólo nos saca el entrenamiento habitual y la vida sana en todos los niveles. Esto incluye conocer mejor el propio cuerpo y el del compañero o de la compañera. Por ejemplo, un hombre y una mujer pueden sacar mucho más partido a sus relaciones sexuales si entrenan habitualmente sus músculos pélvicos. La mujer controla así mejor la contracción o la relajación de su vagina, y el hombre su eyaculación. La fisiología moderna suele decir que estos músculos no tienen función, pero un error así es imposible en una obra maestra como nuestro cuerpo. Esto es un ejemplo concreto de una función corporal que se menciona en libros antiguos, pero que hoy ha caído en el olvido. Y como nadie activa esta función, nadie la aprende. No es un caso diferente al orinar de los hombres. Si nadie les dijera a los niños que no deben orinar cuando quieran, no aprenderían a controlar el flujo de orina, y tendríamos un músculo inútil más. Los hombres también pueden aprender a controlar su flujo seminal y a influir activamente sobre la prolongación del acto sexual, no sólo sobre su interrupción.

También aquí hemos llegado al punto en que el factor decisivo es lo que nuestro espíritu considera posible. Por eso ya va siendo hora de que estudiemos el espíritu y sus leyes naturales. Aquí se abrirán dimensiones nuevas, inesperadas.

6. El asunto del espíritu

Ya hemos visto varias veces en este libro que nuestro espíritu ocupa una posición clave en nuestro intento de sacar a la luz el secreto de la verdadera salud y descubrir cómo debería funcionar nuestro cuerpo y para qué ha sido creado. En efecto, el espíritu desempeña (sin que nos demos cuenta) una función tan central hasta en los procesos cotidianos más sencillos que es sorprendente que todo funcione sin problemas.

Veamos un pequeño ejemplo: un viaje en coche con la familia al campo. Pese a la velocidad del automóvil, el conductor ve las señales, los cruces, los automóviles que circulan en la otra dirección y los que aparecen en el retrovisor, frena, cambia de marcha o acelera según lo exijan las circunstancias, y todo esto lo hace sin pensar. Que esto tiene mucho mérito lo comprendemos cuando recordamos nuestros tiempos en la autoescuela: ¡cuánto nos costó aprender a cambiar de marcha y cuántas veces el motor se nos caló! Pero ahora todo sucede como si nada. El conductor incluso escucha la radio, habla con su mujer, ordena a los niños que dejen de pelearse y analiza una vez más la lamentable discusión de la víspera con su jefe. Todos estos procesos están sometidos a la actividad de su espíritu. Pero eso no es todo. Pues al mismo tiempo el espíritu dirige y supervisa la digestión de la comida del mediodía, la distribución correcta de los nutrientes, la evacuación de las escorias metabólicas indeseadas, la respiración, el ritmo cardíaco, el funcionamiento del hígado y de los riñones, el sistema inmunitario, el funcionamiento de las glándulas hormonales y su sintonización con el mundo de los sentimientos, coordina la curación del dedo en que el conductor se cortó la víspera y del catarro que no acaba de irse, así como el crecimiento de los músculos estimulado por el entrenamiento de ayer, y por último también dirige el proceso continuo de renovación del cuerpo. Todo esto (y muchas cosas más que aquí no podemos enumerar) sucede continuamente, al mismo tiempo y sin el menor error.

¿De verdad? ¿El conductor no acaba de entender mal una observación de su mujer? ¡Y hace un rato vio demasiado tarde el coche que venía por la derecha! Además, le duele el estómago por culpa del imbécil de su jefe, y el catarro ya debería haber desaparecido hace tiempo. Por si fuera poco, en el capítulo 3 hemos visto que el proceso de renovación no funciona como debería. Así que algo no va del todo bien.

Si repasamos esta impresionante lista de tareas y añadimos todas las que no hemos mencionado, se impone la comparación con un ordenador en el que demasiados programas están abiertos y que empieza a hacer cosas raras: por ejemplo, unos programas se quedan «colgados» (es decir, no pueden seguir siendo ejecutados), un programa se queda enredado en una operación y la repite una y otra vez sin que podamos evitarlo, o incluso el ordenador comete errores (es decir, ejecuta unas órdenes diferentes de las que le hemos dado). En todo caso, el ordenador trabaja más lentamente, su rendimiento baja, y finalmente deja de funcionar. Sabemos muy bien qué hacer en una situación así con el ordenador: reset, reiniciar. Para eso hay una combinación especial de teclas y un interruptor. Pero, ¿qué hacemos en una situación así con nuestro espíritu?

Todo el mundo conoce por propia experiencia ejemplos de «programas espirituales» que se quedan colgados, y por doquier vemos cuáles son las consecuencias corporales a largo plazo del sobreesfuerzo crónico del espíritu. Un ejemplo de la repetición incesante de una operación era Herta, una mujer de mediana edad que participó en un curso de Samación Ritam en un pueblo de Alemania. Llamó la atención ya durante la conferencia informativa, pues su cabeza daba continuamente unas sacudidas incontroladas. Me contó que este problema lo tenía desde que era joven y que últimamente había empeorado. Herta participó en el curso, y tras su primera samación las sacudidas de su cabeza se redujeron considerablemente. Antes de que acabara el curso me contó que la gente le preguntaba sorprendida cómo había conseguido mejorar tantísimo su problema. Un mes después, Herta volvió para darme las gracias por la milagrosa ayuda. Su cabeza ya no se agitaba sin control. «Ya sólo me pasa cuando estoy muy nerviosa», dijo, «pero eso también lo superaré».

¿Una nueva curación milagrosa del Ayurveda Ritam? Seguramente, los novatos en asuntos de ordenadores tienen una impresión similar cuando su ordenador se viene abajo por primera vez, un entendido lo reinicia con una combinación mágica de teclas y todo vuelve a funcionar bien. Esta analogía es simplista e insuficiente, pero se acerca a la realidad en muchos puntos decisivos, por lo que nos ayuda a comprender mejor toda una serie de procesos espirituales. Así, también nuestro espíritu se queda atrapado en numerosas operaciones, y no puede ejecutar correctamente algunos de sus programas porque lo mantenemos permanentemente y sobrecargamos en el plano del pensamiento consciente. El espíritu no consigue salir de este plano; no conseguimos «reiniciarlo». Esporádicamente, durante unos instantes más o menos largos, hay quien consigue de manera espontánea esa «desconexión» (lo cual se suele describir como extremadamente agradable y deseable), pero en el instante decisivo nos falta la combinación correcta de teclas para que nuestros programas vuelvan a funcionar correctamente.

En este punto se presentan técnicas y métodos de todo tipo para intentar sacar al espíritu de su plano de pensamiento consciente y reiniciarlo. Se recurre a todo tipo de trucos. Así, el célebre «entrenamiento autógeno» intenta embaucar al espíritu mediante una influencia corporal. Las numerosas técnicas de meditación aplican música, efectos visuales, ciertos textos y citas para relajar al espíritu y mejorar el problema. Otros intentan desconectar el espíritu, dejar de pensar. El psicoanálisis recorre el camino inverso: toma consciencia racionalmente de los bloqueos para neutralizarlos. La gente parece no darse cuenta de que estas técnicas se basan en las funciones conscientes del espíritu, que están sobrecargadas y no pueden trabajar bien. Además, es contradictorio intentar liberar al espíritu del plano del pensamiento consciente haciéndole trabajar precisamente en este plano: escuchando, mirando, recitando, pensando, analizando o influyendo sobre el cuerpo. En nuestra analogía con el ordenador, a esto le correspondería el método de abrir un programa más para que restaure el orden en los programas que han dejado de funcionar bien. Puede ser que estas técnicas surtan algún efecto cuando el espíritu funciona normalmente, pero no sirven cuando está sobrecargado. Además, ese efecto no consistirá en desconectar, sino en trabajar de una manera más agradable en el plano del pensamiento consciente. El psicoanálisis empeora la situación más aún, pues (en nuestra analogía) activa una y otra vez la operación que le causa los problemas al ordenador. De esta manera, el ordenador se atasca más aún en vez de mejorar. En los casos graves tampoco sirven de nada las técnicas de relajación. Pues estas técnicas no hacen «reset», sino que simplemente cierran unos programas. Esto es un paso sensato y recomendable durante el modo normal de funcionamiento; pero si el sistema se ha venido abajo, si repite sin cesar una operación o una parte de la memoria ya no está disponible, lo único que sirve es reiniciar. Esto lo notamos a más tardar cuando queremos seguir trabajando con el ordenador y los viejos problemas reaparecen en seguida.

Está claro, pues, que en general no se ha comprendido el modo de funcionar del espíritu. De lo contrario, nadie propondría estas técnicas inútiles o incluso absurdas. Por desgracia, estas técnicas han conseguido gracias a su presencia en los medios de comunicación y a su situación de predominio en el mercado difundir una idea del espíritu y de todo lo que tiene que ver con él completamente errónea.

Así, Walter (un señor de unos sesenta años) participó en un curso de Samación Ritam. Tenía grandes problemas físicos, y una enfermedad de la rodilla le producía dolores casi constantes. Pero el peor de sus problemas era que no podía desconectar. Se pasaba todo el tiempo cavilando, reflexionando y especulando, por lo que se quedó atrapado en un mundo de pensamiento lleno de problemas. Tras sus primeras samaciones durante el curso, la expresión del rostro de Walter cambió por completo. Ya no parecía agarrotado, y algunos surcos profundos de su frente se habían suavizado. Él mismo no se daba cuenta de esto, pero confirmó que se sentía mas tranquilo.

Walter me llamó por teléfono varias veces durante las primeras semanas después del curso porque no conseguía meditar correctamente. Le pregunté qué consideraba correcto, y me explicó lo que había aprendido en unos libros. Le parecía especialmente grave que después de la samación solía quedarse dormido profundamente durante varias horas. No había manera de convencerle de que eso era un éxito de la samación, ya que antes él había tenido problemas para dormir. En varios encuentros personales pude constatar que Walter tenía mucho mejor aspecto que al principio, y en la conversación se mostraba mucho más relajado. Además, él mismo me contó que últimamente tomaba menos analgésicos. Y sin embargo seguía diciendo que la samación había fracasado, y tres meses después dejó de practicarla.

Walter fue una víctima más de los medios de comunicación, de quienes sin conocimiento y sin experiencia propia hablan de cosas de las que no entienden nada. Naturalmente, es agradable cerrar los ojos y dejarse acariciar por una música suave, aspirar unas fragancias delicadas y concentrarse en la respiración, en el plexo solar o en el tercer ojo, en vez de dar vueltas permanentemente en torno a las estúpidas preocupaciones cotidianas. Pero esto es tan superficial como cerrar unos programas en el ordenador e iniciar un salvapantallas muy bonito. Al principio se siente un alivio enorme; pero si después de practicar durante varias horas esta «técnica de relajación» intentamos seguir trabajando con el ordenador, vemos que no ha cambiado nada y que el viejo problema reaparece en seguida.

No estoy diciendo nada contra los variadísimos métodos de relajación, los cuales sin duda son importantes y útiles en medio del estrés de nuestra vida cotidiana. Pero hay que dejar claro que estos métodos no tienen nada que ver con la desconexión real, con la meditación auténtica, con la samación. Una actividad relajante y una relajación profunda son dos cosas completamente diferentes, igual que mojarse un poco en el mar y sumergirse del todo son dos experiencias muy distintas que tienen consecuencias completamente diferentes.

Las palabras meditación y samación tienen un significado similar: la primera procede de la palabra latina que significa punto central, y la segunda de la palabra sánscrita que significa junto. Pero por desgracia las cosas que se practican bajo estos dos nombres se encuentran en planos completamente diferentes. Las técnicas de meditación consisten en apartar a la actividad espiritual de los contenidos cotidianos y dirigirla a otros contenidos más agradables o esenciales, al punto central. Por el contrario, la samación saca al espíritu (no sólo a su contenido) de su manera cotidiana de funcionar y lo lleva al ámbito de la actividad espiritual cada vez menor, hasta alcanzar el reposo absoluto. Probablemente, esta diferencia quede más clara en nuestra analogía con el ordenador. En el caso de la «meditación», el ordenador sigue funcionando normalmente, pero no se abren los programas habituales, sino otros más bonitos y agradables. Por el contrario, en el caso de la «samación» se apaga el ordenador mismo, su procesador central, su memoria, etc., para a continuación ser reiniciado de nuevo.

Digámoslo una vez más: esto no equivale a descalificar a las técnicas de meditación y relajación (mientras el objetivo sea relajar y entretener al espíritu con contenidos más agradables). Pero estos métodos no sirven para desconectar realmente al espíritu y poner en marcha los procesos de limpieza y regeneración. Para eso hace falta otro plano, otra dimensión, cuya experiencia hemos perdido por completo en la vida cotidiana. Algunos místicos y buscadores espirituales de las culturas más diferentes que han dedicado toda su vida a esta búsqueda han conseguido finalmente llegar a ese plano, y en parte incluso han repetido a voluntad ese resultado. Pero aun en muchos de ellos se trató de unas pocas experiencias aisladas que intentaron repetir durante el resto de su vida. Estos pocos momentos bastaron para que cambiaran radicalmente su vida, su ser. ¡Qué sucederá si conseguimos que el espíritu acceda habitualmente a ese plano!

Tomás, un joven estudiante, nos llamó por teléfono hace tiempo para saber cuándo iba a tener lugar el próximo curso de samación.

Dijo que había leído varios libros sobre la meditación y que había hecho algunas pruebas, pero que ahora quería aprender de verdad a meditar. Tomás participó activamente en el curso, pero apenas abrió la boca y no hizo ningún comentario sobre sus experiencias. Un año después volvió a presentarse y nos explicó lo que había pasado:

– Estaba muy decepcionado con la samación. Tras la introducción fui a casa y me enfadé conmigo mismo. Me decía una y otra vez que me habían tomado el pelo. Las experiencias que hice durante el curso no habían sido mejores o diferentes que en mis intentos a partir de los libros. Y el curso no era precisamente barato. Pero entonces tomé la decisión de continuar hasta el final y de examinar el curso desde el punto de vista de las ciencias naturales. Tras una experiencia tan breve no quería emitir un juicio definitivo. Eso no habría sido científico. Hace dos semanas hice el segundo de mis exámenes de licenciatura. El primero lo hice poco antes del curso. Estos exámenes fueron para mí un test estupendo. Pues los dos exámenes fueron completamente diferentes. No desde el punto del vista del resultado, sino desde el punto de vista de mi sensación y de mi estado. Esta vez estaba muy seguro y no me puse nervioso, mientras que la primera vez necesité varios pañuelos para secar el sudor de mis manos. Ya durante la preparación del examen hice una experiencia interesante: padecí tres ataques de pánico porque el tiempo se acababa y yo sabía que nunca más podría preparar el examen. Pero me senté y medité, hice samación, y después estaba tranquilo y pude estudiar eficazmente durante varias horas.

Al preguntarle cómo le habían ido las cosas durante ese año, Tomás nos dijo:

– De maravilla. Hace unos meses he cambiado mi alimentación, y eso me ha venido muy bien.

– ¿Cómo fue? Y ¿cómo te alimentas ahora?

– Fue por casualidad. Llegó a mis manos un libro que tenía un capítulo buenísimo sobre la alimentación. Lo que leí me impresionó tanto que decidí cambiar en seguida todo lo que pudiera. Cada día leía un poco más y a continuación cambiaba un poco más mis hábitos alimenticios. Primero renuncié a la carne, luego a los huevos, luego a los productos lácteos. Por entonces aún iba al restaurante de la universidad. Pero dejé de ir en cuanto leí el capítulo sobre la cocina y los condimentos. Fue toda una aventura. Tuve que averiguar qué podía comer y dónde podía obtenerlo. Catorce días después me había convertido en un veganista que come todo crudo, y entonces descubrí el mundo de la comida. Un mundo completamente nuevo se desplegó ante mí, un mundo de variedad infinita y de experiencias corporales fantásticas. Con el paso del tiempo vi que el libro explicaba mal algunas cosas que me causaron algunos problemas. Pero ahora me he estabilizado y me siento muy bien.

Hemos expuesto este ejemplo con más detalle porque muestra ciertas cosas de una manera contundente. También Tomás había leído libros y tenía algunas ideas sobre la meditación antes del curso. Por eso estaba desilusionado después del curso, y con razón, pues había desaparecido la ilusión que él mismo había creado. Pero por suerte Tomás no cometió el mismo error que Walter, que proyectó su desilusión a la samación y la consideró ineficaz. Tomás admitió en su consciencia la posibilidad de que él mismo se hubiera equivocado y de que una experiencia diferente fuera posible. Así que siguió practicando la samación y se benefició tras cierto tiempo de consecuencias muy positivas. Pero su perspectiva estaba preconcebida, como la de la mayor parte de la gente. Pues Tomás consideró que su cambio de actitud ante el examen era la consecuencia fundamental de la samación, mientras que no relacionó con ella su cambio de alimentación. Esto se debe seguramente a que su primer examen fue una de las razones que le impulsaron a participar en el curso. Por el contrario, la alimentación no le había preocupado antes, y sin embargo en pocas semanas dio un giro total que no le causó grandes problemas. Al contrario, descubrió errores en el libro de alimentación y los corrigió. Si Tomás se hubiera dejado influir por las imágenes preformadas de sus libros y hubiera renunciado a la samación, no habría obtenido estos resultados. De ahí que Walter y todos los demás que tomaron la misma decisión que él no puedan imaginarse lo que se han perdido.

Por consiguiente, el criterio decisivo para enjuiciar la samación no es la experiencia subjetiva durante la práctica, sino las consecuencias después de él, que suelen ser constatables objetivamente. También en el caso del ordenador consideramos exitoso el reinicio si después todo vuelve a funcionar bien, aunque al apagar y volver a encender hayamos oído unos ruidos raros. Esto mismo sucede en el caso de la Samación Ritam, mejor dicho: en su primera parte, la «samárina». Pues cuando nuestro espíritu quede liberado por fin de la prisión en el plano del pensamiento consciente y se dirija hacia aquello a lo que aspira desde tiempos inmemoriales, a la paz absoluta y sin estimulaciones de su estado básico, constatará que esto no es tan sencillo. En las capas por debajo de la consciencia cotidiana se han acumulado unas montañas enormes de basura de pensamiento, de chatarra de sentimiento y de desechos de información que nos cierran el paso a esos ámbitos, por lo que la psicología los llama «lo subconsciente». De camino a la capa más profunda, el espíritu se ve confrontado con todas estas impresiones y concreciones, lo cual desencadena una dinámica que se hace notar en el plano consciente mediante procesos intelectuales, sentimentales o corporales. Esta es la razón por la que a menudo la práctica de la samárina no causa la impresión subjetiva de paz profundamente relajante que siempre se describe como propia de ella. Pero se trata del proceso valiosísimo cuya práctica habitual despeja nuestra consciencia y nos libra de todo el lastre que una y otra vez se cruza psicológicamente en nuestro camino. Ahí tenemos que buscar las causas de que, por ejemplo, reaccionemos con insolencia o depresión ante cierto tipo de observaciones, de que nos asustemos en ciertas situaciones o recordemos ciertas vivencias de nuestra infancia, o de que nos entendamos mejor con unas personas que con otras. Ese es el ámbito que nos dirige, condiciona y esclaviza inconscientemente. Si lo depuramos, quedamos aliviados y liberados, revivimos, averiguamos por fin quiénes somos, llegamos a ser quienes somos realmente y dejamos de estar manipulados por el viejo lastre inconsciente.

En principio, esta es la misma meta que el psicoanálisis persigue. Pero por desgracia el psicoanálisis procede de una manera completamente equivocada. Eleva a las viejas concreciones desde el subconsciente a la consciencia, y ahí se enfrenta a ellas. Lo que se consigue así es (en la mayor parte de los casos) despertar una vez más la misma impresión, intensificarla en vez de reducirla. Si alguien, por ejemplo, arrastra un shock que no ha elaborado, éste no desaparece al revivirlo. Sucede precisamente lo contrario, al margen de que ocuparnos conscientemente de los viejos problemas nos amarga el presente y nos altera. ¡Cuántas relaciones amorosas o familiares se han ido a pique cuando los afectados han tomado consciencia de lo que sucedió en el pasado!

Por eso es mejor que también aquí confiemos en los mecanismos naturales de nuestro sistema espiritual-corporal, que van eliminando poco a poco las viejas concreciones sin que nos demos cuenta. Sólo una vez que ellas han desaparecido, notamos que algo ha cambiado. Así, Tomás necesitó otro examen para darse cuenta de que su miedo a los exámenes había desaparecido. Por el contrario, no se enteró de cómo desapareció ese miedo y de cuál había sido su causa. La turbulencia que antes hemos descrito como consecuencia de las reacciones de limpieza no tiene nada que ver directamente con la impresión en la que el espíritu está trabajando en ese momento. Más bien, se manifiesta simplemente en la intensificación de la actividad mental o de la sensibilidad al ruido (da igual cuál sea el contenido) durante un poco de tiempo.

En medio de todos estos esfuerzos de limpieza, nuestro espíritu alcanza su meta, el silencio de su origen, pero a veces sólo durante unos instantes brevísimos, que sin embargo tienen un efecto tan intenso que apenas lo podemos describir. En esos instantes nuestro espíritu toca otro plano, pasa a otra dimensión y entra en contacto con la matriz, con ese campo global e infinitodimensional de información y de estructura que estudiaremos en el capítulo 7. El espíritu se encuentra ahí en su estado de estimulación menor y lleva a cabo en fracciones de segundo operaciones de reparación, regeneración y desarrollo en el cuerpo y en el espíritu que no son posibles en el estado cotidiano de consciencia. En este lugar se encuentra el acceso a las «curaciones milagrosas», al establecimiento del equilibrio global de cuerpo, espíritu y entorno, a la verdadera salud. Pero por desgracia vemos que en nuestro estado momentáneo está cerrado para casi todos el acceso a ese plano. Esto explica por qué la mayor parte de la gente ni siquiera recuerda ese plano o no sabe cómo acercarse a él. No podemos esperar que ese plano esté de inmediato a nuestra disposición. Primero tenemos que despejar nuestra consciencia con un trabajo intenso y sostenido. Por suerte, en este punto nuestro espíritu es muy superior al ordenador mecánico. Pues éste desconecta al reiniciar, vacía su memoria y empieza desde cero. Esto no afecta a los datos mal almacenados en el disco duro ni a los errores de programación del sistema operativo. Por el contrario, nuestro espíritu trabaja como una escobilla para limpiar botellas y limpia un poco más del lastre acumulado cada vez que se apaga y que se enciende, con lo cual ámbitos cada vez más grandes están al alcance de nuestra consciencia. Por tanto, el espíritu lleva a cabo una auténtica ampliación de la consciencia e incrementa considerablemente su propio espacio de juego. Además, el contacto con el plano de la matriz lo somete a una reorientación que armoniza lentamente toda su programación con las leyes naturales estructuradas en la matriz. Para esto, como en el caso de la escobilla para limpiar botellas, hace falta practicar habitualmente la samárina, la primera parte de la Samación Ritam.

Propiamente, la tarea del espíritu consiste (al margen de sus deberes cotidianos) en ayudarnos a llegar a nuestra meta. De ahí que el
espíritu siempre esté buscando, que adopte ideas nuevas, impulsos
nuevos, desarrollos nuevos, y que siempre quiera más y más. Tanto el
progreso técnico y científico como la avalancha de información y de
entretenimiento en los medios de comunicación son consecuencias
directas de esta tendencia innata del espíritu. Pero por desgracia todo
esto se encuentra en un plano equivocado, por lo que el espíritu no
encuentra lo que busca y cada vez está no más satisfecho, sino más
nervioso. De este modo, la actividad de nuestro espíritu ya casi se ha
pervertido en lo contrario de su auténtica tarea. El espíritu busca en
direcciones completamente erróneas, que nos causan más daños que
beneficios, y ejerce una tiranía sobre las funciones anímicas y corporales. El espíritu decide qué es bueno y qué es malo, mientras que
nuestros sentimientos y nuestros impulsos corporales apenas tienen
algo que decir. Ya hemos visto que estamos dominados por las ideas
del espíritu sobre la salud, el envejecimiento, la alimentación correcta
y el uso correcto de nuestro cuerpo. El ser humano se ha convertido
así en el único ser vivo de la Tierra que come y bebe al mandato de
la cabeza, que se mueve al mandato de la cabeza, que necesita libros
para saber qué es eso del sexo, que no reposa cuando está cansado,
sino que toma drogas estimulantes, que envenena su nido con toxinas
y que enriquece su aire con humo venenoso. El ser humano no hace
todo esto para mejorar, sino para empeorar: enferma y envejece de
una manera sistemática, y al mismo tiempo rompe sus relaciones con
la naturaleza. Para obtener una imagen más nítida de la confusión,
la sobrecarga y el extravío de nuestro espíritu, tenemos que echar un
vistazo a la realidad de nuestras sociedades civilizadas. La autoprogramación ya es tan fuerte que nuestro espíritu está convencido de que
todo está en orden. Así, la gente busca técnicas de relajación o de
meditación no para que su espíritu capitule y vuelva a comenzar desde
cero, sino para reforzarlo en los valores que él mismo ha establecido
o para seguir sobrecargando y destruyendo a su cuerpo. Además,
utilizan técnicas de hipnosis y de autoprogramación que inculcan a su
espíritu mal dirigido los modelos que él mismo ha inventado.

¿Cómo es posible que hayamos llegado tan lejos? Y sobre todo:
¿cómo vamos a salir de ahí? Ya hemos visto que un elemento esencial del problema es la sobrecarga de nuestro espíritu, que ya en la
infancia (o antes todavía) es confrontado con vivencias y experiencias
que no puede digerir y que almacena como impresiones positivas o

negativas. A esto hay que sumar la inundación con estímulos e informaciones para cuya elaboración no basta el sueño normal y que pueden ir a parar a la montaña de concreciones. Surge así un círculo vicioso. Pues cuanto más llena está nuestra consciencia de esas impresiones, tanto más queda dañado el funcionamiento normal del espíritu y del cuerpo. Dormimos cada vez peor, nuestro sueño elabora espiritualmente cada vez menos, y el cuerpo ya no proporciona la base fisiológica necesaria, sino que su mal funcionamiento añade nuevas cargas al espíritu. Esto conduce inevitablemente a la ruina, que en cada persona se manifiesta en un lugar diferente. Pero a diferencia del ordenador, el sistema no suele quedarse colgado, sino que sigue funcionando con una pequeña parte de sus recursos o con defectos más o menos patentes. En el caso de Herta, el defecto era patente para todo el mundo, por lo que pidió ayuda. Muchas otras personas soportan defectos similares o incluso peores que no son tan visibles, y no se les ocurre la idea de que necesitan ayuda.

Aquí se suma al problema un segundo factor: nuestra programación interior, que en la analogía con el ordenador corresponde al sistema operativo. Sobre este programa básico han influido muchas generaciones y existencias, innumerables encuentros, opiniones, imágenes, libros, películas, experiencias, deseos, ideales, todo lo que de una manera u otra ha entrado en nuestra consciencia. Por tanto, el programa básico se basa en tantos elementos contradictorios entre sí que él mismo es enormemente contradictorio y casi impenetrable. Hoy se ha vuelto autodestructivo en la mayor parte de los casos. Hemos programado en este sistema operativo qué es normal, qué es correcto y qué es erróneo para nosotros. Y nuestro sistema trabaja de una manera tan precisa que lleva todo esto a la práctica con exactitud. Así, es «normal» que una persona empiece a decaer a los treinta y tantos años, que a partir de los cuarenta años vayamos a menudo al médico, que a partir de los cincuenta años nos sometamos a operaciones y que a los sesenta años empecemos a morir. También es «normal» que la fuerza, la movilidad y la salud del cuerpo decrezcan con los años y que el espíritu decaiga. Por el contrario, es «anormal» creer que otro tipo de comportamiento podría cambiar radicalmente estos hechos. Y además es «erróneo» alimentarse sin carne, pues entonces nos faltarían muchas sustancias necesarias. Esta programación es tan fuerte que el espíritu incluso filtra las noticias y las informaciones en consonancia con ella. Todo lo que confirma el programa es admitido, y lo que lo contradice no es escuchado. En el caso de que la «anti»-información sea demasiado fuerte para no prestarle atención, el espíritu hace de ella un enemigo para proteger a su programa básico. Por esta razón, muchos renovadores han muerto en la hoguera, pero tiempo después sus descubrimientos han sido reconocidos como correctos y revolucionarios.

Hemos vuelto así al punto de partida de nuestro viaje, pero desde un punto de vista completamente diferente. Pues aquí se plantea la cuestión de si aceptaríamos las respuestas a nuestra búsqueda, las indicaciones sobre el camino que conduce a la verdadera salud, o si por el contrario las negaríamos con cualquier pretexto para salvaguardar nuestro sistema operativo. Pues es inevitable que las respuestas que estamos buscando sean incompatibles con nuestro programa básico. De lo contrario, alcanzaríamos la verdadera salud con nuestra programación y no tendríamos que buscarla. Al estudiar la cuestión de la alimentación correcta y en especial la problemática de la carne, del pescado, de los huevos, de los hongos y de las algas, ya hemos visto que estamos marcados de una manera profunda e implacable por nuestro comportamiento erróneo y que nos aferramos a él a cualquier precio. Por tanto, tenemos que comprender que corremos el gravísimo peligro de sacrificar nuestro desarrollo a nuestro sistema operativo actual y que así nunca sabremos qué es posible y alcanzable.

Qué absurda es esta actitud tal vez lo pueda dejar claro una pequeña analogía (no del todo realista). Supongamos por un momento que, a diferencia de lo que hemos explicado en el capítulo 3, la interpretación habitual de la esperanza de vida es correcta, que la gente sólo alcanza la edad estadística. Supongamos también que nos encontramos en una civilización prehistórica en la que la esperanza media de vida apenas es de trece años, en la que la gente muere a los trece años. Para estas personas, la pubertad es el estado máximo de desarrollo, más allá del cual no hay nada. Si un día apareciera alguien que les contara que el ser humano puede llegar a los sesenta y a los setenta años, que se puede desarrollar mucho más, y si además les explicará cómo conseguirlo, ¿le creerían y llevarían su información a la práctica? ¿O tal vez se burlarían y lo expulsarían porque esa idea es incompatible con su programa básico?

¿Nosotros no declararíamos loco a quien afirmara que el ser humano puede vivir varios cientos de años conservando la salud y la lucidez, que le corresponden de manera natural aptitudes que admitimos si acaso para los fundadores de las religiones y una vez que los hemos clavado en una cruz? Sin embargo, nuestro espíritu busca algo más, una salida de nuestras deficiencias, y debería acoger esa noticia con alegría y llevarla en seguida a la práctica, o someterla al menos a examen. Pero no será capaz de esto mientras se encuentre bajo la influencia de una programación errónea y la sobrecarga que él mismo ha causado amenace con destruirlo. No obstante, una y otra vez nos encontramos con ejemplos impresionantes que muestran cuántas cosas son posibles si nos apartamos un poco de nuestra programación básica y nos abrimos a la influencia ordenadora de las leyes naturales. Así, a Klaus le salvó el hecho de que programó su espíritu para el movimiento, para correr, para el maratón. Su atención se dirigió a estar en forma, a rendir, a mejorar corporalmente, no a la enfermedad, al sufrimiento, a la medicina, etc. Ya sabemos cuál fue la consecuencia: el cuerpo eliminó la enfermedad y obtuvo una fuerza y una resistencia imprevisibles.

En este contexto, recuerdo una conversación con Samuk Deda que se quedó grabada en mi consciencia. Estábamos sentados delante de su casita en una montaña de los Balcanes. Era un día caluroso de verano, y los hijos de Samuk jugaban en el campo. El segundo de ellos, G., entrenaba a sus hermanas pequeñas; les estaba enseñando a hacer el pino. Impresionaba ver su cuerpo musculoso y armonioso reluciendo al sol.

Hablando más consigo mismo que conmigo, Samuk dijo:

– Es increíble que G. tuviera poliomielitis.

Pensé que no había oído bien. Como queriendo demostrar que era así, G. dio en ese momento un salto dificilísimo hacia atrás.

– ¿Te he entendido bien? ¿Polio?

– Sí, fue horrible. Durante cuatro semanas, el pequeño no se apartó un milímetro de mí. Lo único que quería era el contacto de la piel humana... y sudaba muchísimo. En todo ese tiempo no hice otra cosa que dormir y samación con él en mi pecho.

– ¿Y las secuelas?

– No hay, ya lo ves. Hasta hace unos años no soportaba el esfuerzo psíquico grande. En seguida le dolía la cabeza, y sus piernas flaqueaban si el estrés era muy grande. Pero todo eso ya ha pasado.

– ¿Cómo supiste lo que tenías que hacer?

– Su cuerpo lo sabía. Yo le seguí, y mediante la samación creé orden en la atmósfera.

– ¿Cómo es que no lo habías vacunado?

– ¿Eso me lo preguntas tú?

Samuk me miró asombrado y me soltó un largo discurso sobre la vacunación que acabó con las siguientes palabras:

– Vacunar es una carga enorme para el sistema inmunitario y suele causar más problemas de los que soluciona, especialmente a los niños pequeños. Los conservantes de las vacunas son neurotoxinas que recortan muchísimo el potencial de desarrollo espiritual de muchos niños y provocan trastornos del aprendizaje y de la concentración. Tú sabes qué aptitudes espirituales tiene G. hoy: no las tendría si lo hubiera vacunado de niño.

– ¿Esto no es una terapia nueva contra la poliomielitis, que habría que dar a conocer?

– Thomas, no olvides que desde hace décadas nos comportamos de acuerdo con las leyes naturales y con el saber. Sólo por esta razón, su cuerpo tuvo la fuerza y su espíritu la capacidad de derrotar a ese virus. Esta es la auténtica terapia. Mientras no esté realizada, todo lo demás es peligroso. No se puede subir al peldaño vigésimo de una escalera antes que al primero.

Samuk tenía razón. Y como el primer peldaño parece ser el más difícil para la mayor parte de la gente, dicen que toda la escalera es una fantasía irrealizable.

Estamos así de vuelta en nuestra programación básica y hemos conocido otro componente sobre el que se combaten unas «guerras de religión» tan despiadadas como sobre la ingestión de carne: la vacunación. Aunque las estadísticas, salvo unas pocas excepciones, no confirman el éxito de la vacunación preventiva masiva y muchas estadísticas lo refutan, aunque se descubren cada vez más casos de daños producidos por la vacunación y el número de personas contrarias a las vacunas crece continuamente, la vacunación sigue siendo para la mayor parte de la gente un componente irrenunciable de nuestro sistema de salud.

Nos encontramos ante uno de los numerosos virus de consciencia que hay en nuestro programa básico. Estos virus se difunden, como en el mundo de los ordenadores, de una consciencia a otra y se consolidan inconscientemente. Toda nuestra sociedad vive de esos virus de consciencia, pues en última instancia son ellos los que determinan nuestro comportamiento en relación con el consumo, nuestras decisiones a la hora de votar, etc. En el fondo, nosotros ya no somos nosotros mismos, nuestro espíritu ejecuta órdenes que no queremos, que no hemos programado, pero que en forma de virus se han establecido en nosotros, nos destruyen y se oponen a todo intento de reprogramación. Esto se ve claramente en las personas anoréxicas, que, aunque pesen tan poco que su vida está en peligro, siguen estando programadas para adelgazar y se mueren literalmente de hambre. Pero no hace falta recurrir a estos ejemplos extremos. ¡Cuántas personas quieren adelgazar o cambiar su alimentación y no lo consiguen porque otros elementos de su programa básico se lo impiden! ¡Cuántas personas quieren dejar de beber o de fumar y no lo consiguen aunque saben muy bien qué consecuencias tiene eso para su salud! ¡Cuántos propósitos del día de Año Nuevo fracasan en cuanto intentamos llevarlos a la práctica!

Otro ejemplo: ¡a cuántos niños no les gustan las fresas de su propio jardín porque no saben como en su yogur preferido! Vemos que estos virus de consciencia y las correspondientes programaciones erróneas son muy variados. Pero tienen algo en común: no están en armonía con las leyes naturales y nos manipulan en esta dirección.

Una vez que hemos dejado completamente claro dónde están las causas y los mecanismos del colosal extravío de nuestro espíritu, vamos a explicar cómo salir de estos círculos viciosos. Nuestra analogía con el ordenador puede servirnos de orientación hasta cierto punto. Ya hemos visto que lo primero que hay que hacer es reiniciar el ordenador, soltar al espíritu del plano del pensamiento consciente para que pase al plano del reposo absoluto. Esto sólo es una desconexión, pues por naturaleza el espíritu busca algo más, algo mayor, algo que lo llene más. Por tanto, no hace falta atraerlo o empujarlo al plano de su origen, sino que el espíritu va ahí por sí mismo en cuanto lo soltamos del plano de la actividad consciente. Esta desconexión es la clave, y ya hemos visto que casi todos los intentos fracasan aquí. Para esto, la Samación Ritam utiliza en su primera parte (la samárina) unos sonidos de palabra especiales que adapta individualmente al estado corporal-espiritual momentáneo de cada persona. De esta manera, cada persona obtiene una clave que corresponde a su constitución actual y que suelta al espíritu del plano del pensamiento consciente y le ayuda a sumergirse.

Lo que sucede en este proceso ya lo hemos descrito de una manera metafórica. Pero en las últimas décadas también los métodos objetivos de la psicología experimental han hecho descubrimientos impresionantes sobre este tema. Sobre todo hay que nombrar los revolucionarios trabajos del profesor Jacobo Grinberg, que por desgracia desapareció en 1994 de manera misteriosa y sin dejar huella. Mediante unas mediciones exhaustivas mostró que en el estado de meditación las ondas cerebrales se diferencian claramente de las del estado de vigilia normal. Son más coherentes, más ordenadas, más armoniosas. Aparecen otros modelos de vibración y otras frecuencias. Grinberg mostró de manera inequívoca que estos cambios se producen más rápida y pronunciadamente cuanta más experiencia tenga la persona implicada en los estados de meditación. Con otras palabras: cuanto más practique una persona habitualmente la Samación Ritam, tanto más intensos serán los resultados, lo cual corresponde exactamente a la experiencia subjetiva que hemos descrito antes mediante la imagen de la escobilla para limpiar botellas. Las concreciones y los obstáculos van desapareciendo, y el camino hacia dentro se va ensanchando. Desde el punto de vista fisiológico, esto se refleja en reestructuraciones en el cerebro que favorecen un funcionamiento diferente, con tipos de ondas neuronales diferentes. Además, el profesor Grinberg y otros profesores de varias universidades mostraron que en el estado de meditación hay clarísimas reacciones corporales. Así, la frecuencia respiratoria y cardíaca se reduce, la resistencia de la piel aumenta e incluso la composición de la sangre cambia. Estos valores se parecen a los de una persona profundamente dormida, pero en parte van mucho más allá. La conclusión es que en el estado de meditación profunda el cuerpo descansa más aún que cuando está profundamente dormido. Esto es sorprendente, pues subjetivamente no lo percibimos. Notamos una relajación profunda, pero seguimos estando plenamente conscientes. Nos enteramos de todo lo que sucede a nuestro alrededor, pero no tomamos nota, pues nos encontramos en otro plano. En cuanto abrimos los ojos y dejamos de aplicar el sonido de palabra, volvemos a estar ahí. Al contrario de lo que se suele decir, no corremos peligro de aparecer en algún sitio raro del que no podemos volver.

Los resultados a los que llegó el profesor Grinberg van más lejos todavía. Estimulado por la coherencia en el cerebro y entre los dos hemisferios cerebrales, así como por experiencias subjetivas de chamanes y gurús de la meditación, Grinberg hizo experimentos con varias personas al mismo tiempo. Averiguó que en el estado de meditación profunda una persona encerrada en una jaula de Faraday influye sobre las ondas cerebrales de otra persona que se encuentra en otra habitación. Con otras palabras: al practicar la Samación Ritam, creamos orden y coherencia no sólo en nosotros mismos, sino también a nuestro alrededor. Esto recuerda lo que me dijo Samuk Deda: que durante la enfermedad de su hijo creó mediante la samación «orden en la atmósfera».

Pero volvamos a nuestro espíritu necesitado de ayuda. Por desgracia no basta con alejar de nuestra consciencia mediante la samárina parte de la vieja basura. Pues estas impresiones de la consciencia tenían una correspondencia fisiológica en forma de hormonas mal dirigidas o de concreciones en el sistema nervioso. Estas sustancias han sido liberadas, pero siguen encontrándose en el cuerpo, por el que circulan a través de la sangre. Si no las expulsamos por completo, la purificación mediante la samárina habrá sido incompleta. De esta tarea se encarga la «samaya», la segunda parte de la Samación Ritam. Mediante un procedimiento sencillo, pero importantísimo, la samaya conduce los desechos liberados a los órganos de excreción, lo cual completa el proceso de purificación. Aquí fracasan todas las demás técnicas, que dejan al azar que las sustancias liberadas abandonen el cuerpo o vuelvan a concrecionarse en algún lugar para crear nuevos problemas físicos o psíquicos en cuanto sean liberadas de nuevo.

Vemos aquí de una manera muy concreta que el cuerpo y el espíritu están conectados estrechísimamente, y en las dos direcciones. Cada sentimiento y cada impulso espiritual tienen como consecuencia directa la producción y secreción de una hormona determinada o la actividad de neuronas especiales. A la inversa, las hormonas introducidas o liberadas y los estímulos nerviosos inducidos desencadenan unas reacciones sentimentales y espirituales claramente definidas. De esta manera hay que comprender las oscilaciones sentimentales que carecen de causa exterior, pero que se producen de una manera inequívoca. Las mujeres conocen muy bien estas experiencias en relación con su ciclo menstrual. Por eso, todo lo que hemos averiguado hasta ahora sobre el cuerpo también tiene un significado decisivo para el espíritu. Pues si el cuerpo se queja de la alimentación errónea, de la falta de movimiento o de la enfermedad, influye directamente sobre el espíritu. Esto lo sabe por propia experiencia todo el que se despierte por la mañana con dolores de cabeza o de vientre. En este estado, las aventuras espirituales y sentimentales no son posibles, por más que nos empeñemos. Ya no nos sorprende, pues, la conclusión del informe que hemos citado en el capítulo anterior: que la práctica habitual del movimiento dinámico intenso incrementa el bienestar psíquico. Si el cerebro está mejor regado, si la sangre aporta más oxígeno y azúcar y si las toxinas salen a través del sudor, el sistema nervioso puede funcionar mejor y el espíritu tiene una base completamente diferente para su actividad.

El sueño tiene un significado igualmente importante. Pues el sueño es por naturaleza el mecanismo de descarga y recuperación del espíritu y el mecanismo de regeneración del cuerpo. Para poder llevar a cabo todas estas funciones, el sueño ha de cumplir ciertos requisitos que por lo general ya hace tiempo que no le damos. Así, todo en la naturaleza se basa en la alternancia de reposo y actividad, para lo cual están creados el día y la noche. Y en efecto los seres humanos estábamos mucho más sanos cuando nos íbamos a dormir pronto y nos levantábamos temprano. Hoy nos hemos acostumbrado a hacer de la noche el día, hasta el punto de que muchas personas dicen en serio que viven de noche. Esto es un ejemplo más de la programación errónea de nuestra consciencia. No hay personas que viven de día y personas que viven de noche, sino personas que viven de acuerdo con las leyes naturales y personas que vulneran las leyes naturales. No sirve de nada levantarse tarde para recuperar las horas de sueño. Pues las veinticuatro horas del día no son igualmente buenas para dormir. La sabiduría popular dice desde hace muchos siglos que dormir antes de medianoche es muy bueno, y el Ayurveda Ritam precisa que lo mejor es irse a dormir antes de las diez de la noche; cualquiera puede comprobar que la calidad del sueño antes de esa hora es mejor que después. Por supuesto, las personas que se han acostumbrado a vivir de noche necesitarán algo de paciencia, pues probablemente los primeros días no podrán dormir.

Por desgracia, hay muchos errores más que nos impiden dormir de la manera sana y regeneradora que necesitamos urgentemente: la cama, el colchón, el cobertor, la almohada, sobre todo la dirección en que dormimos, las fuentes de tensión o las antenas en el dormitorio, así como cenar demasiado o tarde y llevar a cabo una actividad espiritual indigesta antes de irse a dormir. Necesitaríamos mucho más espacio para analizar en detalle todos estos puntos, por lo que remito a la bibliografía sobre el tema. Pero tengo que subrayar que el sueño es fundamental para nuestra salud corporal y espiritual. Por tanto, tenemos que darle mucha importancia en nuestra rutina cotidiana en vez de reducirlo al mínimo. Por desgracia, hay gente que practica la meditación para reducir su necesidad de sueño. Para estas personas, dormir es una pérdida de tiempo. Pero eso es un error enorme. Si no descansamos lo suficiente, no funciona ni nuestro cuerpo ni nuestro espíritu. Y no es sorprendente que uno de los primeros resultados de la Samación Ritam suela ser que la gente se queda dormida durante la samárina o la samaya. En el instante en que el espíritu abandona su programación errónea y acepta la dirección de las leyes naturales, el cuerpo obtiene lo que necesita y soluciona los déficits de tantos años. Para el espíritu, esto debería ser la señal de que debe dormir más para que la Samación Ritam pueda llevar a cabo a la perfección su trabajo de limpiar la consciencia en vez de suplir a los somníferos.

Por consiguiente, también en el caso de la samación es asunto nuestro qué resultados alcancemos y qué metas persigamos. Así, mediante la samárina y la samaya llevamos a cabo continuamente regeneraciones, reparaciones y desarrollos importantes en los planos corporal y espiritual. Al mismo tiempo, el espíritu obtiene impulsos valiosos mediante el contacto con la matriz y la relajación profunda. Pero seguimos teniendo nuestra voluntad libre y podemos decidir qué uso vamos a hacer de todo eso. Debido precisamente a la confianza en la Samación Ritam, podríamos perseverar en nuestros errores y en nuestros vicios, pues con la próxima samación podremos corregirlos en su mayor parte. Pero tenemos que comprender que entonces dedicaríamos casi toda la fuerza de la samación a neutralizar las escorias metabólicas de nuestra alimentación errónea, las consecuencias dañinas del tabaco y del alcohol, las cargas del entorno, el estrés, etc., por lo que no quedaría nada para seguir desarrollándonos. Quien quiera más no debe limitarse al «remedio milagroso» de la Samación Ritam, sino que además ha de acometer cambios en su comportamiento para poder mejorar.

El camino más eficaz para seguir desarrollándose es intervenir de manera paralela en los planos corporal y espiritual. La alimentación correcta y el movimiento corporal intenso crean los presupuestos para que la Samación Ritam dé resultado e impulse la regeneración, la reparación y el desarrollo en vez de limitarse a eliminar las continuas cargas cotidianas. Además, la Samación Ritam crea los presupuestos para que el cambio de los hábitos alimenticios sea más fácil, para que no predomine el sentimiento de pérdida, sino el sentimiento de beneficio y de plenitud: para que «los bajos instintos» no echen a perder las buenas intenciones y el entrenamiento corporal esté apoyado por los procesos espirituales correctos y sobre todo por la relajación necesaria. Así, los planos corporal y espiritual se ayudan recíprocamente a pasar de un nivel a otro, y en poco tiempo el desarrollo obtiene una dinámica tan fuerte que ya no podemos dar marcha atrás, sino que nos preguntamos fascinados qué será lo siguiente.

La samación debe seguir el ritmo de este desarrollo que se ha puesto en marcha, y en efecto la Samación Ritam es un proceso continuo que a intervalos iguales va ajustándose mediante los «sampranchas» al desarrollo individual. Cada vez se hace un estudio del estado del desarrollo, al que se adapta el sonido de palabra.

Esto puede sorprender a quienes conocen el ayurveda convencional y su teoría de la constitución. De acuerdo con ella, cada persona tiene una constitución básica, establecida en su nacimiento e inalterable en la que se basan todos los métodos del ayurveda convencional. Esta idea no es más que una variante del difundido virus de consciencia sobre los genes. En realidad, en nuestro cuerpo y en nuestro espíritu no hay nada inalterable. Por desgracia, los seres humanos hemos demostrado negativamente esto en el curso de las últimas generaciones y de los últimos siglos, donde se han ido manifestando unas degeneraciones a las que antes se consideraba imposibles. Pero lo mismo se podrá decir positivamente si creamos los requisitos necesarios. Si los genes y la constitución fueran inalterables, ¿de dónde vendrían las enfermedades hereditarias cada vez más frecuentes y las degeneraciones constitutivas cada vez más caóticas? A menudo se recurre a este mito incomprensible para justificar que no cambie el comportamiento, pues los problemas son hereditarios. Pero la verdad es justo lo contrario. Pues aquí es decisivo comprender que especialmente en el caso de problemas hereditarios o constitucionales es importante hacer algo contra ellos. Una debilidad innata no se manifiesta si nos comportamos de la manera correcta. Pero si no hacemos nada o si incluso apoyamos a la debilidad, es seguro que se manifestará y con más gravedad que en otras personas. Por consiguiente, una debilidad heredada no es una carta blanca para comportarnos de manera errónea, sino la obligación de comportarnos correctamente para que la debilidad no se manifieste y no la transmitamos a las generaciones siguientes.

De ahí que no sea sólo posible, sino incluso necesario, cambiar nuestros genes y nuestra constitución básica para reparar los daños que nuestros antepasados y nosotros mismos hemos causado. Esto es un resultado esencial de la Samación Ritam, en la que el espíritu recibe mediante su contacto con la matriz los impulsos de orden que le permiten reestructurar el cuerpo entero. La matriz es el campo global de información y de estructura de la Creación que, como un molde, forma la base de todo el universo, de la naturaleza animada e inanimada. Y nuestro espíritu es el coordinador y operador universal de todos los procesos de nuestro cuerpo, al que incluso renueva a fondo cada año, como hemos visto en el capítulo 3. Si la práctica habitual de la Samación Ritam libera al espíritu de su sobrecarga y de su funcionamiento erróneo y si al mismo tiempo el contacto con la matriz armoniza poco a poco su programación básica con el orden global de las leyes naturales, en nuestro sistema sucederán cosas que no son normales de acuerdo con los criterios de nuestra sociedad actual, pero que son más reales que todos los virus de consciencia que nos dominan. ¿Cómo iban a enterarse nuestros antepasados prehistóricos de trece años de que la vida continúa más allá de la pubertad si no intentaban superar esa edad? ¿Y cómo nos enteraremos nosotros de si hay una segunda pubertad (tal vez espiritual) que no podemos alcanzar o que incluso impedimos con nuestra manera actual de vivir, igual que las mujeres que sabotean su menopausia ingiriendo hormonas artificiales por miedo a la falta de calcio que ellas mismas provocan con su alimentación errónea?

Ya hemos mencionado al principio de este libro que los investigadores todavía no comprenden la mayor parte de nuestros genes. Lo mismo sucede con nuestro cerebro, del que apenas conocemos la función de unos cuantos sectores. Estamos a años luz de comprender el funcionamiento del cerebro. Pero tenemos que centrarnos precisamente en estos puntos, no mediante la laboriosa e interminable investigación analítica, sino siguiendo las leyes naturales y preparando un salto cuántico como el que han llevado a cabo algunos individuos en todas las culturas de la historia. Para esto, tenemos que saber que el espíritu no está formado sólo por el intelecto y que ampliar nuestra consciencia no es lo mismo que mejorar nuestras aptitudes intelectuales. Un incremento de nuestro potencial espiritual no servirá sólo para que calculemos mejor de cabeza y entendamos por fin la teoría de la relatividad de Einstein, sino que además se abrirán dimensiones completamente nuevas que nos podemos imaginar menos aún que nuestros antepasados prehistóricos de trece años se podían imaginar un adulto actual. Tomemos, pues, el camino de la naturaleza auténtica, ya creamos en ella o no, y veremos que muchas cosas cambian, no sólo nuestra constitución. Al fin y al cabo, no hay otro camino, pues ¿por qué otra cosa nos podríamos guiar en medio de la nefasta «normalidad» de hoy?

En todo caso, la Samación Ritam nos ayuda de la manera que hemos descrito a orientarnos en ese camino. Además, los sampranchas la adaptan al desarrollo de la persona para que todo el proceso avance a la perfección. Tras un año de práctica habitual de la samárina y de la samaya sigue la tercera parte, la «samshobha», que comienza donde el usuario de un ordenador se procura un nuevo sistema operativo. Pues, a diferencia de nuestro espíritu, el sistema operativo de un ordenador no cambia por sí mismo. Pese a que reiniciemos habitualmente, los errores siguen en el ordenador y causan una y otra vez los mismos problemas, hasta que el usuario se pasa a una nueva versión en la que al menos algunos errores estén corregidos. Durante la samshobha, el espíritu emite en una alternancia precisa de descanso y actividad de la consciencia unos impulsos (a los que se llama «manas») que mediante el principio de resonancia eliminan las programaciones erróneas y provocan una reprogramación. Estos manas no pretenden realizar unos deseos o unos modelos de comportamiento, sino que simplemente expresan unos principios básicos de funcionamiento natural y los activan en el plano de la vibración, de la mente y de los sentimientos. Por tanto, la samshobha se diferencia radicalmente de técnicas como la hipnosis, el «mental training» o el pensamiento positivo, que operan en el plano de nuestra consciencia cotidiana y sólo tienen a su disposición la efectividad que es posible en él. Con otras palabras: estas técnicas no reescriben el programa básico, sino que se sirven de él para ejecutar elementos adicionales del programa. Pero si el programa básico tiene problemas, estos elementos adicionales no ayudan, sino que complican más aún la situación. Por el contrario, la samshobha amplía y mejora el programa básico para que el espíritu disponga de un armazón mejor para sus programas. Los manas son administrados de acuerdo con un principio progresivo a intervalos amplios de tiempo para que también aquí tenga lugar una adaptación precisa al desarrollo individual.

Por supuesto, hay muchos detalles de los que no tenemos espacio para hablar en este libro y en relación con los cuales remitimos a la bibliografía sobre el tema. Pero por desgracia (¿o gracias a Dios?) este tema es como una manzana: podemos estudiar un libro de quinientas páginas sobre ella, pero no sabremos cómo sabe mientras no la probemos. Entonces, la experiencia propia hace innecesarias al menos a tres cuartas partes del libro. Por eso hay que recomendar a todo el mundo que haga la prueba. Dos veces al día, media hora cada vez, deberíamos dedicarnos al lado desconocido de la vida, ya que las otras veintitrés horas las tenemos a nuestra disposición para las cosas habituales, ya sean importantes o fútiles. Y el ejemplo de Isabel nos ha permitido comprender que, aun en el caso de reservas iniciales, el beneficio subjetivo es tan grande que disfrutamos de esa hora. ¿Por qué no tomarnos unas vacaciones dos veces al día e irnos de excursión al país desconocido y atractivo de nuestra consciencia? No perderemos nada, sino que ganaremos muchísimo. Pues ya hemos visto en el capítulo anterior que hemos dejado de aprender y de desarrollarnos porque nos faltan los impulsos. Pero en las profundidades de nuestra consciencia, donde nuestra consciencia individual se encuentra con la consciencia colectiva e incluso con la matriz de la Creación, hay impulsos variadísimos e innumerables. Desde ahí asciende en raros instantes hacia nosotros una intuición delicada que nos susurra, como un recuerdo remoto, que hay otra realidad aparte de la que estamos viviendo en este momento.

Debido a este recuerdo estamos aquí, buscando la verdadera salud, el desarrollo hacia la meta de la vida. Sigamos este recuerdo, recopilemos informaciones que lo concretan, convirtámoslas en saber y vivamos este saber. Así, esa intuición se convertirá en realidad, evidente gracias a nuestra propia experiencia, un fundamento para un futuro nuevo.

7. ¿La información es todo?

– ¿Quieren preguntarme algo?

Samuk Deda recorrió con la mirada la sala abarrotada. Había pronunciado una conferencia de una hora sobre el Ayurveda Ritam, centrándose en la cuestión de la alimentación, y ahora ofrecía la posibilidad de plantearle preguntas.

Un joven de la tercera fila alzó la mano y dijo lo siguiente una vez que Samuk le indicó con un gesto que hablara:

– Soy vegetariano desde hace casi dos años, vegetariano de verdad, como usted ha explicado: no como carne, ni pescado, ni huevos, ni hongos ni algas, y me va muy bien, en todos los sentidos. Tengo que decir que todo lo que usted nos ha contado es verdad, que yo puedo confirmarlo. Pero tengo un problema sobre el que me gustaría pedirle consejo. Todos los días, cuando vuelvo a casa del trabajo, paso por delante de un puesto de salchichas, y su olor es muy tentador. Tengo que hacer un gran esfuerzo para controlarme. Pero como sé qué consecuencias tiene comer salchichas, sigo adelante a toda prisa.

La gente se echó a reír. El joven prosiguió:

– Sin embargo, temo que alguna vez no podré controlarme. ¿Podría usted darme un consejo?

– Por supuesto – contestó Samuk –. Dé un bocado y disfrute.

– ¿Cómo dice? – balbució el joven desconcertado – ¿Que me coma una salchicha?

– Sí, compre una salchicha y dele un bocado. Y la semana que viene cuéntenos qué tal le ha ido.

El joven estaba muy sorprendido. No había contado con esta respuesta. Una semana después, acudió a la conferencia sobre «el aparato de posición y de movimiento» y tomó la palabra al acabar.

– La semana pasada, usted me dijo que contara mi experiencia. Al día siguiente de la conferencia fui al puesto de salchichas y me compré una. Tenía muy mala conciencia, pero usted me había pedido que lo hiciera. La salchicha olía muy bien, y le di un bocado con muchas ganas. Pero entonces sucedió algo curioso: nada más morder, noté cómo la grasa pesada se extendía por mi boca, y la salchicha sabía de una manera completamente diferente a como yo la recordaba de otros tiempos. Cuando me tragué el bocado, me di cuenta de que obstruía todo en el estómago. Me sentí muy incómodo, y no me apetecía dar otro bocado. Así que tiré el resto a la basura. La salchicha le causó muchos problemas a mi digestión, y me alegré cuando por fin la expulsé. Ahora, el olor sí que me resultaba familiar de otros tiempos.

– ¿Y qué le sucede ahora cuando pasa por delante del puesto de salchichas? – preguntó Samuk.

– No se ría: ya no paso por delante. Durante los días siguientes me sentía tan mal cada vez que ese olor llegaba a mi nariz que desde entonces doy un rodeo.

– ¿Lo ven? – dijo Samuk dirigiéndose a los asistentes –, esto es lo que sucede cuando la información se convierte en saber. El otro día les dije que la alimentación correcta no tiene nada que ver con la renuncia o con las prohibiciones, sino sólo con la consciencia correcta. Y nuestro amigo no necesitará jamás una prohibición o una obligación para poder renunciar a las salchichas.

¿Qué pasó aquí? ¿Y qué quiere decir esa frase sobre el saber y la información?

Hablemos primero con algo de detalle sobre la información en general. Si observamos los medios habituales para transmitir información (el lenguaje, la radio, la televisión, el teléfono, la prensa, los libros, etc.), vemos que una información se convierte realmente en información una vez que alguien la ha recibido y entendido. Todo tipo de ondas de radio, de televisión y de teléfono móvil pasan continuamente en torno a nuestras cabezas, pero sin aparatos de radio, de televisión o de teléfono no podemos percibirlas. Además, estos receptores tienen que estar sintonizados en la frecuencia correcta, el teléfono móvil ha de tener una tarjeta con el número correcto. Y la información ha de estar transmitida en un idioma que comprendamos. De ahí que para la mayor parte de nosotros un libro escrito en chino o en árabe tenga tanto valor como un libro que no está impreso. Por tanto, la información parece ser algo no objetivo, sino dependiente al máximo del receptor y de su receptividad.

A esto hay que añadir que la información, aunque se suela transmitir con la ayuda de principios físicos o químicos, se encuentra más allá de la materia y de la energía. Si aplicamos, por ejemplo, métodos químicos o físicos de medición, una cinta magnetofónica con la Novena Sinfonía de Beethoven no se distingue en nada de una cinta con ruidos. Las dos cintas son idénticas desde el punto cuantitativo, si bien con el receptor correcto la cinta grabada puede transmitir su información a millares de personas a la vez mediante, por ejemplo, la megafonía de un estadio de fútbol. Por tanto, la cantidad no cuenta para la información. Un «sí» susurrado contiene la misma información que un «sí» gritado por un megáfono. Lo que sí cuenta es la sintaxis, la sucesión y la conexión de los diversos elementos. Así, las palabras «amor», «ramo» y «mora» contienen los mismos elementos, pero transmiten informaciones diferentes porque esos elementos están ordenados de manera diferente. Aun en el caso de sintaxis idéntica, receptores diferentes pueden recibir informaciones diferentes. Así, la palabra gift significa para un inglés «regalo», y para un alemán «veneno».

Por tanto, para cada tipo de información hace falta un receptor que pueda entrar en resonancia con el transmisor del modo previsto por el emisor. Si además posee el código preciso para comprender correctamente la información que ha recibido, la transmisión de información habrá tenido éxito. No es imprescindible que estos procesos sucedan mediante el lenguaje. Por ejemplo, también es transmisión de información que una persona empuje a otra de una manera determinada si ésta lo comprende. No son imprescindibles ni siquiera los métodos físicos de transmisión, como en el caso en que dos personas estrechamente relacionadas se comunican directamente sus sentimientos. Por consiguiente, es importante tener claro que la transmisión de información es un proceso muy complejo y sutil que puede servirse de principios físicos, pero cuyo contenido va mucho más allá de la materia y de la energía.

En nuestra sociedad moderna, el flujo de información ha adquirido unas dimensiones enormes, pero esto es poquísimo en comparación con nuestro cuerpo. El ejemplo del capítulo anterior de una familia que viaja en coche al campo nos ha mostrado que nuestro espíritu despacha muchas tareas al mismo tiempo. A su vez, cada una de estas tareas se basa en muchísimos procesos diferentes en innumerables células individuales que han de estar coordinados a la perfección. Para eso hace falta transmitir la información de una manera precisa, lo cual sucede en nuestro cuerpo a través de las neuronas mediante impulsos eléctricos y neurotransmisores químicos o a través de las vías sanguíneas mediante sustancias mensajeras, las hormonas. Estas hormonas son producidas por las glándulas endocrinas, pasan por la sangre a las células, que en sus membranas disponen de unos receptores específicos en los que las hormonas encajan como una llave en su cerradura, con lo cual desencadenan las reacciones deseadas en la célula. La reacción consistirá en el aumento o en el descenso de la producción de otras hormonas o de otras sustancias. Por ejemplo, nuestro conductor se asustó cuando se dio cuenta de que había visto demasiado tarde el coche que venía por un lado. En ese momento, sus cápsulas suprarrenales expelieron una dosis elevada de adrenalina que a través del sistema simpático le indicó al corazón que latiera más aprisa y bombeara más sangre, a los vasos que se comprimieran y aumentaran la tensión arterial, al hígado que movilizara sus reservas de glucógeno y que enviara más glucosa a la sangre, al intestino que redujera la digestión para que el resto del cuerpo dispusiera de esa energía, a los ojos que dilataran las pupilas, y a todo el cuerpo que incrementara el metabolismo energético y enviara más ácidos grasos libres a la sangre. Todos estos procesos suceden en fracciones de segundo y son dirigidos por el cerebro. En cuanto el conductor se dio cuenta de que no había peligro, de que había tenido suerte, su cuerpo produjo hormonas que frenaron el sistema simpático y restablecieron el estado normal del cuerpo.

Para hacernos una idea concreta de la red gigantesca de logística y de comunicación que nuestro cuerpo es, podemos trasladarlo a dimensiones que nos resultan familiares. Supongamos que nuestro cuerpo es un país habitado por células que por término medio son tan grandes como los seres humanos. En esta escala, nuestro cuerpo tendría unos 120 km. de longitud. Nos encontramos, por tanto, ante un «Estado» que es mucho más pequeño que Alemania, pero que tiene una población de unos cincuenta billones de habitantes. Tanto el suministro de comida como la evacuación de los residuos están centralizados. Para esto hay un sistema de comunicaciones de unos siete mil millones de km. de longitud, por el que circulan continuamente treinta billones de transportadores de energía, los glóbulos rojos, que abastecen individualmente a cada uno de los habitantes, de modo que cada glóbulo recorre al día unas 2500 veces toda la red viaria. En comparación con esto, la red de carreteras de Alemania apenas tiene 650.000 km., a los que hay que añadir los 50.000 km. de vía férrea, y el número de automóviles es de cincuenta millones.

Además, nuestro «país» está atravesado por líneas electroquímicas de telégrafo: las vías nerviosas, por las cuales se envían noticias a la central a unos 150-3500 km./s. y órdenes de la central incluso a 8500 km./s. Por si fuera poco, por las carreteras de este país circulan muchos billones de mensajeros, las hormonas, que transmiten informaciones individuales a habitantes determinados, y no hay que olvidar a los 30.000 millones de agentes de seguridad, a los que hay que sumar otros tantos que están de guardia en los cuarteles. Este sistema de seguridad es un prodigio que deja en ridículo al Estado de control total que imaginó Orwell, lo cual es imprescindible a la vista de la refinación y de la peligrosidad de las fuerzas opositoras. Y como la dirección del Estado no es sólo inteligente, sino sabia, como está en armonía con las leyes naturales y aspira al bienestar de todos sus súbditos en armonía con la totalidad, no hay que temer que abuse de su poder.

En este Estado no hay libertad individual, pues en la naturaleza la voluntad libre está reservada al ser humano. Así es, y desde hace muchas generaciones el ser humano parece no tener nada mejor que hacer que aplicar su voluntad libre a fines destructivos. Por consiguiente, la dirección de la mayor parte de los «Estados celulares» de hoy se ha apartado del curso que marcan las leyes naturales y se ha convertido en un peligro mortal para todo el Estado. Pues la dirección ha comenzado a introducir elementos dañinos en el Estado y no presta atención a las clarísimas advertencias que recibe de todas partes. Además, otros comportamientos suyos y el empeoramiento de la coordinación y del gobierno desbarajustan a numerosos sistemas. A menudo, esta situación esquizofrénica confunde tanto a las fuerzas de seguridad que o dejan en paz a sujetos peligrosos o atrapan a individuos inofensivos, lo cual se manifiesta en forma de alergias.

Pero volvamos desde estas consideraciones «políticas» a la dimensión real de nuestro cuerpo. Hemos visto que a la actividad del espíritu le corresponde un número casi infinito de reacciones químicas que se producen en las partes más diferentes del cuerpo. Y en efecto cada célula tiene su propia central de energía y su propio metabolismo, así como todos los mecanismos que corresponden a su función. Además, posee en sus genes un archivo enorme de información, del cual sólo utiliza una parte ínfima. Y todo esto sucede en coordinación y concordancia tan estrecha con las demás partes del cuerpo que la comparación con la logística y la comunicación de un Estado moderno se queda corta. Es mejor que pensemos en una orquesta gigantesca en la que cincuenta billones de músicos tocan en armonía perfecta la sinfonía de la verdadera salud, a no ser que el director se lo impida una y otra vez e incluso los sabotee.

Vamos a parar una y otra vez al mismo punto. Pues toda la investigación, todos los conocimientos y todas las experiencias con el cuerpo humano muestran que las funciones básicas están tan bien construidas y coordinadas que sería posible una sinfonía perfecta en armonía total si los impulsos erróneos no lo echaran todo a perder una y otra vez. Estos trastornos no suceden siempre en el nivel material basto. Por lo general se trata «sólo» de información, que (como hemos visto) no se puede capturar de manera física o química. Pero es fácil imaginar que debido a la gran cantidad de procesos y mecanismos hay numerosas posibilidades de recibir influencias erróneas. Así, para nuestro cuerpo son informaciones importantes muchos más factores de lo que percibimos conscientemente con nuestra inteligencia. Por ejemplo, la superficie corporal está ocupada por innumerables sensores térmicos que miden constantemente la temperatura exterior y regulan el riego sanguíneo y la transpiración para que en los órganos internos del cuerpo siempre haya la temperatura ideal. Los pies desempeñan una función muy importante en esta medición de la temperatura, pues averiguan de la manera más natural la temperatura del suelo, que puede ser muy diferente de la temperatura del aire. De este modo desempeñan una función importante para la regulación térmica desde dentro hacia fuera mediante el movimiento. Pero si encerramos los pies casi todo el tiempo en zapatos y calcetines que dificultan o incluso impiden el intercambio natural de sudor y calor, el balance térmico del cuerpo puede quedar alterado. Por esta razón, la experiencia indica que lo mejor cuando tenemos los pies fríos suele ser quitarse los zapatos y los calcetines en vez de abrigar los pies más aún. La temperatura de los pies la debería regular el movimiento, no el calzado, pues el movimiento es muy importante para todo el cuerpo.

Otras informaciones importantes pueden ser los colores, que a menudo dicen mucho sobre el estado de los alimentos, influyen sobre nuestros sentimientos o tienen más significado todavía para nuestro cuerpo. Así, el color de la luz nos muestra en qué momento del día nos encontramos. Aunque esto suela suceder de manera inconsciente, nuestro cuerpo reacciona siempre. La luz verde y azul, la luz de onda corta con alta intensidad que predomina durante el día, influye sobre la glándula pineal o epífisis. Esta glándula endocrina, a la que a menudo se denomina «el tercer ojo», está relacionada estrechamente con la retina y recibe de ella mediante el color y la intensidad de la luz la información de en qué momento del día nos encontramos. Esto vale incluso para la mayor parte de los ciegos, ya que los nervios que se encargan de esto no son los nervios ópticos. Si al ojo no le llega la luz, o sólo una luz débil o de onda larga, la epífisis produce la hormona melatonina, que nos da sueño: reduce la energía, aumenta el tiempo de reacción y prepara al cuerpo para dormir. Si, por el contrario, llega a los ojos una luz clara y de onda corta, la glándula pineal pone fin a la producción de melatonina, y la consecuencia es que nos despertamos. Este mecanismo explica por qué la gente de las zonas más septentrionales se siente durante los oscuros meses de invierno igual que poco antes de irse a dormir, lo cual puede producir a la larga depresiones.

Pero la epífisis no produce sólo melatonina, sino también algunos neurotransmisores, y es muy importante para nuestro balance hormonal. Esto significa que la luz no sólo está ahí para que la veamos, sino que además influye sobre todo nuestro cuerpo. Sin embargo, esta influencia depende decisivamente del tipo de luz, de la información que la luz contiene, y la mejor información (la más natural) la proporciona la luz del Sol que nos llega sin filtros ni obstáculos. Los mismos cristales de unas gafas cambian esta información en ámbitos tan decisivos que el cuerpo pierde impulsos importantes. De esto se dio cuenta ya en los años sesenta el doctor John Ott, el padre de la luz de espectro pleno, un día en que sus gafas se rompieron. Por entonces no se sentía bien corporalmente. Tenía artritis en las caderas y necesitaba un bastón para caminar. Parecía inevitable que pasara por el quirófano. Además, era propenso a las infecciones. Como había oído decir que el Sol es muy bueno en estos casos, el doctor Ott se fue de vacaciones a Florida, pero no mejoró. De vuelta en casa, sus gafas se rompieron. Para su sorpresa, en los días siguientes notó una clara mejoría de su estado de salud. Ahora podía incluso andar sin bastón. En su trabajo como fotógrafo y productor de películas de aceleración había investigado años atrás el efecto de los diversos espectros de luz sobre el crecimiento y el desarrollo de las plantas y de los animales y había visto las consecuencias negativas del cristal, que filtra los rayos ultravioleta, por lo que el doctor Ott supuso que sus gafas tenían algo que ver con la mejoría de su salud. Volvió a irse de vacaciones a Florida, pero esta vez sin gafas. Su estado de salud mejoró considerablemente tras estas vacaciones. El resultado de la siguiente exploración de sus caderas fue sorprendente, por lo que no hizo falta operar.

A continuación, el doctor Ott hizo numerosas investigaciones sobre el efecto de las diversas longitudes de onda de la luz y publicó varios libros al respecto. Hoy está demostrado de manera indiscutible que la luz natural del Sol, con su espectro pleno, es un componente importante e irrenunciable de nuestra «alimentación». Aunque los mecanismos todavía no se conocen por completo, los experimentos muestran inequívocamente que recibir de manera habitual y suficiente los rayos del Sol influye positivamente sobre la salud general, el sistema inmunitario, la circulación de la sangre, los valores de la sangre, el colesterol, el metabolismo del calcio, la forma y la resistencia, el bienestar psíquico, el comportamiento social, la potencia sexual y la fertilidad, y además aporta una mejoría decisiva en enfermedades como la diabetes, el cáncer, la arteriosclerosis cerebral o la hiperactividad infantil. No se puede excluir que en su mayor parte el efecto de los rayos del Sol suceda directamente sobre la sangre. Pues el hemo de la hemoglobina sólo se diferencia de la clorofila que lleva a cabo la fotosíntesis de las plantas en que el primero contiene un ion de hierro y la segunda un ion de magnesio.

El doctor Ott mostró mediante un experimento con mimosas que en este contexto hay muchos más factores que todavía no comprendemos. Durante el día, esas plantas sensibles dirigen sus tallos hacia arriba y extienden sus hojas, pero al ponerse el Sol pliegan sus hojas y doblan sus tallos hacia abajo. Se quedan así hasta el amanecer, y entonces se vuelven a desplegar. El doctor Ott averiguó que las mimosas también se comportan así en espacios oscuros, completamente guarnecidos de la luz del Sol, por lo que parecía que tuvieran una especie de memoria del transcurso del día. Pero entonces el doctor Ott llevó algunas plantas a una mina de carbón a doscientos metros bajo tierra, y las plantitas pasaron en seguida a su posición nocturna, sin esperar a la puesta de Sol. Siguieron así hasta que las volvieran a llevar a la superficie. La iluminación artificial empleada en la mina parecía no tener significado alguno para las mimosas.

Esta observación deja claro que las mimosas reaccionan a una información del Sol que no es sólo su luz. Seguramente, esto también sucede en el caso del ser humano, aunque a este respecto todavía no hay investigaciones científicas. Sea como fuere, la situación especial de la glándula pineal en la base del cerebro deja algo de espacio para especular en esta dirección. Últimamente se acumulan los indicios de que la glándula pineal también reacciona a radiaciones electromagnéticas de cables, pantallas o teléfonos móviles, y en concreto de manera negativa para el equilibrio hormonal del cuerpo y para su funcionamiento en el plano de las células. Las consecuencias posibles van desde abortos, pasando por daños nerviosos, problemas circulatorios e hiperactividad, hasta el cáncer y la leucemia. El doctor Ott también fue un precursor en este campo, pues ya en los años ochenta publicó un experimento en el que situó una muestra de sangre ante una pantalla encendida. En cinco minutos, los glóbulos rojos se organizaron en forma de un rollo de moneda. Cuando el doctor Ott expuso esa misma muestra a una luz ultravioleta débil, la estructura sanguínea volvió a ser la normal en cinco minutos.

Estos ejemplos nos muestran que nuestro cuerpo recibe continuamente una cantidad enorme de informaciones, por lo general sin que nos demos cuenta. Muchas de esas informaciones son necesarias para que el cuerpo funcione bien, pero muchas otras tienen consecuencias molestas o incluso perniciosas. Si gracias simplemente al último experimento comprendemos que estamos expuestos a un número enorme de fuentes de radiación (cables de electricidad, enchufes, aparatos eléctricos, pantallas de televisor y de ordenador, mandos a distancia, teléfonos inalámbricos, teléfonos móviles), debemos tener completamente claro que esto tiene que influir sobre nuestro cuerpo y nuestro espíritu. Pues aunque los científicos sigan discutiendo sobre las influencias, los valores umbral, los valores límite, los mecanismos de operación, etc., a nuestro cuerpo se le transmite continuamente una cantidad enorme de información que sin duda no está en armonía con su funcionamiento natural. Si recordamos en este contexto los experimentos del profesor Grinberg sobre la influencia de las ondas cerebrales de una persona que medita, las cuales no se pueden medir físicamente por cuanto respecta a la intensidad de su campo fuera del cuerpo, deberíamos preguntarnos también aquí en serio qué queremos y qué buscamos: ¿el desarrollo hacia la verdadera salud o las discutibles ventajas del flujo permanente de información y de la localizabilidad permanente? Las informaciones que recibimos constantemente y sin filtro a través de los medios de comunicación no suelen tener relevancia directa para nuestra vida. Sin embargo, las acogemos y les permitimos que influyan sobre nosotros, y es fácil suponer qué consecuencias tienen en nosotros las escenas de violencia, de crímenes, de crueldad, de injusticia, etc. Sabemos por nuestra propia experiencia que para nuestro espíritu y para nuestros sentimientos cada mirada, cada gesto, cada palabra e incluso el silencio contiene un tesoro de informaciones aunque no nos demos cuenta directamente. Así, a menudo le vemos «en la cara» a una persona cómo se siente, o por el simple tono de su voz sabemos qué está queriendo decir. El humor bueno o malo se contagia aunque no lo pretendamos. Por tanto, ¡cuánto daño nos hacemos al acoger cualquier información, que además no hemos seleccionado nosotros, sino un periodista de acuerdo con criterios discutibles! Hoy ya sólo se considera interesante a una noticia si es claramente negativa. Casi nunca hay noticias positivas, aunque en el mundo suceden muchas cosas positivas. Por supuesto, es importante estar bien informado sobre ciertas cosas fundamentales, pero para esto bastaría un resumen semanal el domingo, que no contendría las noticias que se quedaron anticuadas al día siguiente. ¿No deberíamos reflexionar en serio de una vez sobre lo que es información importante, información sobre la que vale la pena estar al día?

También para nuestro cuerpo, el contacto con cualquier forma de materia o de energía está ligado a informaciones que desencadenan en el organismo reacciones específicas. Así, ya hemos visto que cada paso que damos con los pies descalzos desencadena una gran cantidad de impulsos reflejos en todo el cuerpo, lo cual vale de una manera similar para cada contacto de la piel. A su vez, la piel reacciona a las influencias luminosas de todos los tipos y a las sustancias que operan sobre ella a través del aire, del agua o de la ropa. Obtenemos informaciones especialmente intensas a través de los olores y de los sabores. Nuestra lengua tiene más de nueve mil células gustativas, cada una de las cuales envía sus mensajes al cerebro y al resto del cuerpo.

Si tomamos en cuenta todo esto, podemos comprender que un paseo por el campo en verano, vestidos con lo mínimo que exige la sociedad, cause un fortissimo para la sinfonía de la orquesta que forma nuestro cuerpo. Nuestra piel y nuestros cabellos exultan con cada caricia del viento, que trae con el oxígeno una gran cantidad de aromas preciosos. El Sol que resplandece en un cielo muy azul y que en los innumerables tonos verdes de la hierba y de las hojas y en las miríadas de colores de las flores se quiebra en todos los matices del espectro inunda nuestro cuerpo, no sólo a través de los ojos, sino también a través de la piel, y nos regala un calor muy beneficioso. Por nuestros oídos percibimos el concierto de los pájaros que gorjean y de los insectos que zumban, que sobre el trasfondo del potente murmullo de los árboles llena el aire al ritmo del viento y recibe del susurro de un arroyuelo un matiz gentil. Estos instrumentos fundamentales son variados por numerosas partes secundarias de carácter caprichoso y sólido, estimulante y relajante, de modo que surge un efecto global sobre el cuerpo, el espíritu y el alma que perdura mucho tiempo después del paseo.

Pero también podemos comprender cuántas cacofonías y disonancias surgen en la sinfonía si nuestra vida cotidiana transcurre en una fábrica o en un edificio moderno de oficinas. Nuestra piel está restregada o rociada con sustancias químicas pegajosas que obstruyen los poros, cuyos venenosos disolventes entran en el cuerpo y desencadenan reacciones inmunitarias. Sus aromas se mezclan con todo tipo de olores sintéticos indefinibles del entorno y del aire rancio para formar un cóctel sofocador al que nuestra nariz preferiría cerrar el paso, pues tiene consecuencias desastrosas para las vías respiratorias y para los pulmones. Además, nuestra piel está cubierta por fibras sintéticas que impiden su intercambio electrostático, así como la regulación de la temperatura y de la humedad, y que incluso provocan irritaciones. Nuestros ojos tienen que emplear toda su fuerza para poder llevar a cabo sus tareas con una luz antinatural y ondulante, y nuestros oídos son irritados por un caos de ruidos extraños fuertes y suaves, de las frecuencias más diversas. Además, aquí faltan las importantísimas partes secundarias, que están excluidas por la jaula de Faraday de un edificio de hormigón y por ventanas cerradas herméticamente para ahorrar energía. Los materiales de construcción, el movimiento y la postura antinaturales que el puesto de trabajo impone y el ajetreo crean nuevos trastornos de la armonía. Con estos instrumentos, ni siquiera el mejor director de orquesta puede interpretar la obra maestra de la verdadera salud. No vale la pena ni ensayar.

Sin duda, el mayor flujo de información hacia nuestro cuerpo tiene lugar a través de nuestra boca. Ya hemos visto que nuestra lengua está muy bien equipada para discernir los sabores, y en efecto podemos percibir tantos matices de sabor que nuestro vocabulario se queda corto. Pero el gusto sólo es un pequeño componente de las complejísimas informaciones que pasan por nuestra boca. Esto se ve con la mayor claridad con los medicamentos o las drogas, unas pocas gotas de los cuales bastan para provocar unas consecuencias enormes (y en parte dramáticas) en el cuerpo. La bioquímica puede estudiarlas, pero en su complejidad suelen ir más allá de lo que la ciencia actual sabe. Esto queda especialmente claro con los preparados homeopáticos, que la ciencia cuantitativa ha despreciado durante mucho tiempo diciendo que son un engaño que sólo surte efecto mediante la imaginación. Y, en efecto, especialmente los preparados muy potenciados están tan diluidos que el disolvente tiene muy pocas moléculas del agente activo (o incluso ninguna). ¿Cómo van a surtir efecto? Sin embargo, a esto se oponen desde la fundación de la homeopatía por Samuel Hahnemann en 1796 muchos informes inequívocos de tratamientos homeopáticos exitosos. Por tanto, su eficacia no se puede negar. Aquí, como en tantos otros ámbitos, la clave está en la información. Ya hemos visto que la información se encuentra más allá de la física y de la química, aunque se sirva de las leyes naturales. Así, el complejo procedimiento de producción de los preparados homeopáticos muy potenciados parece conseguir transferir la información del agente activo a la sustancia portadora, y en mayor medida cuanto mayor es la dilución.

Estos efectos son fácilmente comprensibles en el caso del agua, ya que las moléculas de agua tienden espontáneamente (debido a la ordenación espacial de sus componentes y a su reparto de carga) a reunirse en grupos mayores, a los que se llama «clusters». Esto se ve indirectamente en el hecho sorprendente de que, tras fundirse el hielo, el agua reduce su volumen al subir la temperatura y sólo a partir de los cuatro grados centígrados comienza a dilatarse. Esta anomalía muestra que también en el estado líquido hay estructuras amplias en el agua que revientan hasta los cuatro grados, por lo que permiten una distribución de las moléculas del agua más compacta, en menos espacio, y al principio el volumen se reduce. Pero también con temperaturas más altas sigue habiendo estos clusters, si bien entonces predomina la dilatación térmica normal como consecuencia del incremento del movimiento de las moléculas. Debido a esta propiedad, el agua es la sustancia con la mayor capacidad para almacenar informaciones. Pues cualquier configuración de cluster es una información específica para un receptor que pueda entrar en resonancia con ella, aunque no sea mensurable físicamente (como sucedía con la cinta magnetofónica en la que habíamos grabado la Novena Sinfonía de Beethoven).

Sin conocer estos mecanismos, Hahnemann consiguió desarrollar un procedimiento para transmitir la información de los agentes activos al disolvente (en este caso, alcohol o azúcar de caña). Por tanto, un preparado homeopático muy potenciado no actúa mediante las sustancias que contiene, sino mediante las informaciones que contiene. Esto tiene como consecuencia que para muchos la homeopatía sea una invitación a automedicarse, pues creen que no les puede pasar nada y que no hay efectos secundarios. Pero que la mera información puede surtir un efecto enorme en un contexto determinado lo vemos en el mensaje aparentemente anodino «Y-3, Q-3, B-2, C-1» que Paul Tibbets, el piloto del bombardero B-29 Enola Gay, recibió el 6 de agosto de 1945 a las siete y media de la mañana, hora local. Este mensaje significaba para él que las condiciones meteorológicas sobre la ciudad japonesa de Hiroshima eran buenas, por lo que Tibbets dirigió su avión hacia ella y lanzó a las ocho y cuarto la primera bomba atómica de la historia. No debemos menospreciar el significado de la información y sus consecuencias potenciales. Precisamente porque los preparados homeopáticos no actúan en el nivel de las sustancias, sino en el nivel de la información, son menos controlables todavía que los medicamentos alopáticos. Pueden influir directamente sobre el espíritu y los sentimientos y provocar ahí efectos secundarios más graves que directamente en la fisiología. Por tanto, también aquí hay que ser muy prudente, y deberíamos atenernos en la medida de lo posible a las sustancias e informaciones puras e intactas que la naturaleza ofrece a nuestro cuerpo.

Sin duda, Hipócrates estaba más cerca de la verdad cuando sentenció ya hace dos mil años: «Vuestros alimentos han de ser vuestros medicamentos, y vuestros medicamentos han de ser vuestros alimentos». Aquí se expresa la confianza fundamental en que la naturaleza de Dios contiene todo lo que necesitamos para nuestra salud en el momento correcto, en la cantidad correcta y en la combinación correcta. Y en efecto la medicina farmacéutica no ha hecho hasta hoy otra cosa que aislar de las plantas los agentes activos naturales o imitarlos sintéticamente. Pero parece no saber que así nunca alcanzará a la efectividad natural. Pues la imitación puede salir bien desde el punto de vista de las sustancias, pero nunca obtendrá artificialmente el contenido informativo correcto. Esto se debe a que todo cambio o elaboración implica un cambio de la información contenida, y nunca en sentido positivo. Como hemos visto, la información (al contrario que la materia pura) no depende sólo de los componentes, sino de su ordenación, de su sintaxis. Los responsables no entienden nada de este aspecto; ni siquiera saben que se encuentran ante una estructura compleja de información. Es como si alguien recibe un programa informático de código hexadecimal y lo entiende como un largo texto formado por los signos 0-9 y A-F. En algún lugar se encuentra con la palabra inglesa «FACE» (rostro), y dice que ese texto habla de un rostro y que las líneas anteriores y posteriores contienen información útil sobre este tema. Si esa persona «aísla» estas líneas, destruye todo el programa, pero sin saberlo, y ni siquiera tiene en su poder lo que cree haber encontrado.

Aunque la mayor parte de la gente admite estos argumentos, casi todos cometemos estos errores, y varias veces al día cuando preparamos la comida. En vez de ingerir los alimentos tal como la naturaleza nos los ofrece, los elaboramos. Aislamos, mezclamos, congelamos, calentamos, refinamos, condimentamos, etc., y no tenemos la menor idea de lo que estamos haciendo. A esto hay que añadir todo lo que nosotros no hacemos, pero que la industria alimenticia manipula sin que lo sepamos para conservar los alimentos, para que podamos untarlos, fundirlos, regarlos, licuarlos, solidificarlos, mezclarlos, para que estén sabrosos, coloreados, pegajosos, crujientes, para que no se apelmacen, ni se sequen, ni se endurezcan, etc. Hoy ya no nos alimentamos de alimentos reales, sino de cócteles químicos empaquetados al gusto del mercado y que se sirven de todo tipo de trucos para crear la ilusión de que nos encontramos ante productos naturales tradicionales. «¡Alimentos como antes, recién tomados del jardín!». Toda persona que piense con un poco de claridad debería preguntarse cómo es posible que una sopa de sobre que hace dos minutos era polvo contenga de repente pedazos «auténticos» de verdura, de patata o de carne. También es sorprendente que un producto coja color dorado en el microondas, que no tuesta.

Ya hemos hablado largo y tendido de la alimentación con anterioridad, pero centrándonos en su aspecto material. Por el contrario, la transmisión de información que va ligada a ella sólo la hemos mencionado en relación con Marta y sus depresiones. Pero se trata de un factor esencial. Pues poco antes de ser matado, un animal tiembla de miedo con cada fibra de su consciencia y con cada célula de su cuerpo, por lo que su carne es más tarde miedo, agresión y desesperación codificados, y esta es la información que cada persona da a su cuerpo y a su consciencia cuando come carne. Da igual que la carne proceda de una ganadería ecológica o de una explotación masiva. Pues el momento de la muerte tiene en ambos casos la misma cualidad (con el complemento de la perfidia para el animal «bien tratado», mientras que el animal masivo se ve incluso redimido).

En este caso, los mecanismos están bastante claros, y sin embargo pocas personas reflexionan sobre esto. La situación es mucho peor con los elementos pequeños (pero importantes) de información que recibimos a través de la alimentación sin que lo sepamos y sin que podamos investigar qué consecuencias tienen para la sinfonía de nuestro cuerpo. Ya hemos visto que la cantidad no es relevante aquí, pues un «no» susurrado es un «no». Nuestro cuerpo recibe indefectiblemente toda esta información y reacciona. Así, Rudolph Virchow (el padre de la patología moderna) hizo un descubrimiento interesante en 1897. Fue el primero que comprendió que las enfermedades tienen algo que ver con las células del cuerpo y que en este plano se desarrollan los estadios esenciales de la enfermedad, desde que comienza hasta que está curada. En conexión con sus investigaciones a este respecto, Virchow averiguó que poco tiempo después de comer crece claramente el número de glóbulos blancos en la sangre. Este fenómeno, del que hoy se sigue hablando como «leucocitosis digestiva», era un enigma. Pues normalmente una leucocitosis (el incremento del número de glóbulos blancos en la sangre) significa que el cuerpo está luchando con intrusos. Los leucocitos son un componente fundamental de nuestro sistema inmunitario defensivo y tienen la tarea de buscar, marcar, neutralizar o simplemente devorar las sustancias o células peligrosas para el cuerpo (aunque sean suyas, como en el caso del cáncer). Nadie podía explicarse esta leucocitosis digestiva, pero el descubrimiento era claro y fácil de reproducir, por lo que fue aceptado como un fenómeno fisiológico hasta que en los años veinte el médico suizo Paul Kouchakoff volvió a estudiar esta cuestión. Llevó a cabo varios centenares de experimentos, cuyos resultados presentó en 1930 en París en el primer congreso internacional de microbiología y más detalladamente en 1937 en una publicación de la Société Vaudoise des Sciences Naturelles (Lausana). Kouchakoff averiguó que la leucocitosis digestiva no es un fenómeno fisiológico, sino patológico, pues sus investigaciones habían demostrado que la leucocitosis digestiva no se produce al ingerir alimentos crudos. En una segunda publicación, Kouchakoff indicó la temperatura «crítica» de diversos alimentos, la temperatura máxima a la que podemos calentarlos. Esta temperatura nunca pasa de cien grados centígrados. Además, Kouchakoff averiguó que la leucocitosis se produce menos o incluso no se produce si en cada comida ingerimos crudo al menos el diez por ciento de cada alimento.

A partir de este resultado podemos afirmar que la manera en que preparamos los alimentos le causa problemas a nuestro cuerpo. Y hay que tener en cuenta que en los experimentos de Kouchakoff no intervinieron los aditamentos de la industria alimenticia actual, que por entonces todavía no existían. La conclusión de Kouchakoff era que lo decisivo es la temperatura. Esto no es sorprendente a la luz de los conocimientos mucho mayores que tenemos hoy sobre la fisiología de la alimentación. Hoy sabemos que los alimentos calentados a más de cuarenta y ocho grados centígrados empiezan a cambiar químicamente: las proteínas se cuajan, los hidratos de carbono se caramelizan, los ácidos grasos cambian su estructura, hasta la mitad de las vitaminas quedan destruidas, los minerales vuelven a su forma anorgánica (que al cuerpo no le sirve de nada), las fibras naturales revientan (por lo que no pueden llevar a cabo su función, que es muy importante para el intestino), y los enzimas quedan completamente destruidos. La desnaturalización de las proteínas comienza a los cuarenta y dos grados, lo cual explica que la fiebre sea peligrosa cuando alcanza esta temperatura.

Aquí es decisivo comprender que las macromoléculas que forman nuestro cuerpo y que llevan a cabo funciones fundamentales en él son tan complejas y están tan especializadas que lo importante no es sólo cuáles son sus componentes y cómo están ordenados. Igualmente importante es su estructura espacial. Así, hay dos formas de ácido láctico que se parecen como dos manos: están formadas por los mismos componentes en el mismo orden, pero una es la imagen especular de la otra. Esta pequeña diferencia espacial es decisiva. Pues el cuerpo sólo produce la forma dextrógira L(+) y puede digerirla fácilmente. Por el contrario, la forma levógira D(-) no suele estar presente en el cuerpo, que sólo la puede metabolizar en la alimentación dando rodeos. Por tanto, nos encontramos de nuevo ante un elemento informativo sutil que desempeña empero una función muy importante para el cuerpo. Otro ejemplo son los priones, que causan la enfermedad de las vacas locas y la enfermedad de Creutzfeldt-Jakob. Se trata de moléculas proteínicas propias del cuerpo que se vuelven dañinas porque presentan un despliegue espacial diferente. Estos ejemplos muestran que la estructura espacial de las macromoléculas es importante. Ella es lo primero que cambia cuando sube la temperatura, con lo cual las moléculas pierden su efectividad biológica e incluso se vuelven dañinas si el cuerpo las emplea. Así, los ácidos grasos no saturados en los aceites vegetales de gran calidad pierden con el calor su estructura curva y se vuelven rectos. De este modo, se comportan como ácidos grasos saturados y empiezan a apelmazarse y a formar concreciones en las paredes de las arterias. Si en esta forma una célula del cuerpo los incorpora a su membrana, no pueden llevar a cabo la función que se espera de ellos y causan trastornos considerables en todo el metabolismo celular.

También los enzimas pierden su estructura espacial desde los cuarenta y dos grados centígrados, y por tanto pierden su función biológica, que consiste en facilitar o hacer posibles las reacciones químicas en el cuerpo. Para esto, el sistema digestivo produce toda una serie de enzimas digestivos específicos, y cada célula necesita esas moléculas para funcionar correctamente. Hasta ahora se han descubierto cinco mil enzimas diferentes. Pero se calcula que hacen falta más de cien mil para mantener todas las funciones del cuerpo. Los alimentos vegetales (en especial los frutos, pero en menor medida también otras partes de las plantas) contienen por naturaleza una gran cantidad de enzimas propios que la planta necesita para su propio metabolismo. Son responsables, por ejemplo, de que un fruto madure y de que con el tiempo se pase. Estos enzimas vegetales pueden ser una gran ayuda para nuestro sistema digestivo, pues provocan prácticamente los mismos procesos digestivos que tienen lugar en nuestro estómago y en nuestro intestino. Por esta razón, los animales herbívoros tienen (como hemos visto en el capítulo cuarto) un estómago estructurado que permite durante cierto tiempo a los enzimas de los alimentos preparar la digestión antes de que los jugos digestivos del cuerpo entren en acción. Además, unos experimentos de marcación radiactiva han averiguado que una parte sorprendentemente grande de los enzimas de los alimentos atraviesan el estómago sin sufrir daños, llevan a cabo su función en el intestino delgado y pasan por la sangre a las células para seguir trabajando. Todo esto deja claro qué gran valor tienen los enzimas en la alimentación, siempre que no los destruyamos sometiéndolos a una temperatura superior a los cuarenta y dos grados. Al ingerir alimentos cocidos, el cuerpo ha de aplicar mucha más energía a la digestión, ya que tiene que producir todos los enzimas que necesita y ha de esforzarse muchísimo (a veces en vano) para descomponer la albúmina cuajada y los hidratos de carbono caramelizados.

El calor tiene consecuencias negativas hasta para los minerales, aunque sean insensibles al calor. Pues en su forma elemental el cuerpo difícilmente los puede aprovechar, por lo que deberían estar integrados en un complejo molecular de moléculas orgánicas. Si este complejo queda destruido, los átomos o iones minerales pasan a la forma anorgánica, en la que al cuerpo le resultan tan inútiles como un clavo herrumbroso o un trozo de alambre.

Si sabemos esto, no nos sorprende que el cuerpo reaccione al alimento cocido como si tuviera que defenderse de cuerpos extraños dañinos. No tiene otro remedio, pues la aplicación de calor ha cambiado tanto a los nutrientes naturales que el cuerpo apenas los reconoce y ha de esforzarse muchísimo (a veces en vano) para aprovecharlos. A esto se debe que el páncreas, que ha de producir la mayor parte de estos enzimas, tenga en los seres humanos de hoy (en relación con el peso del cuerpo) el doble de tamaño que en los animales vegetarianos. Y los experimentos con ratas han mostrado que su páncreas aumenta su peso en una cuarta parte en medio año si se les alimenta con alimentos cocidos sin enzimas propios.

Nos encontramos ante un problema muy sutil, sobre el que ni siquiera las personas que se alimentan de una manera consciente encuentran información en las listas de ingredientes de sus alimentos. No se trata en primera línea de un problema material, pues la mayor parte de los componentes están presentes, pero en una forma ligeramente cambiada. Ahora bien, esta forma cambiada altera tan drásticamente la información transmitida que la situación se invierte para el cuerpo. Y todavía no hemos hablado de los aditamentos que legal o ilegalmente hoy se endosa a los alimentos. Así, la industria alimenticia ha descubierto recientemente los enzimas como ayuda milagrosa (de declaración no obligatoria) para, por ejemplo, mejorar el aroma de los guisantes en la lata, crear el sabor suave del café en polvo, aumentar el beneficio en la producción de zumos y de aceite de oliva prensado en frío o mantener durante más tiempo la mermelada, la pasta y las galletas. Algunos de los enzimas empleados son de origen animal (huevos de gallina, por ejemplo), aunque se trate de alimentos vegetales. ¡Qué galimatías de información para nuestro cuerpo! Pues los enzimas siguen trabajando inconteniblemente en nuestro cuerpo. Y lo que hacen en él no lo sabe nadie todavía y no preocupa a nadie. Pero no nos hagamos ilusiones. Pues el hecho de que se indicaran todos los ingredientes sólo aumentaría la transparencia material, pero no la informativa. Así, ya es habitual producir con virutas de madera aroma de fresa y de frambuesa o vainilla. Estos aromas se pueden presentar como naturales, ya que la madera es natural. Esto explica que se hayan producido escándalos alimenticios, como cuando en yogures de frutas se han encontrado restos de impregnantes para madera. Todo tipo de desechos industriales son empleados para reducir los costes en la producción de nuestros alimentos. Así, el «valioso» yodo con que se enriquece artificialmente a muchos alimentos suele proceder de residuos de la industria química; los enriquecimientos de fibras en el pan, de restos de fábricas de cerveza y de margarina; y la gelatina del yogur, de desechos de mataderos. De grasas de matadero se hacen emulsionantes para muchos alimentos (incluso «vegetales»), y de la sangre de cerdo se hacen aditamentos para el chocolate o las galletas. A esto hay que añadir una lista interminable de aditamentos sintéticos que conforman un cóctel informativo terrible que provoca las reacciones más contradictorias (desconocidas e inesperadas) en nuestro cuerpo, en nuestro espíritu y en nuestra alma. La aplicación del principio de maximizar los beneficios ya llega al punto de que unos científicos japoneses han desarrollado un procedimiento para convertir el cieno de clarificación en la materia prima de los platos preparados.

Esto puede hacer que muchas personas reaccionen con repugnancia, pero bien mirado suministramos todos los días a nuestro cuerpo aguas residuales depuradas, que desde los grandes ríos son bombeadas a través de las canalizaciones a nuestros grifos. Por supuesto, primero las depuran y examinan sus componentes. Pero si pensamos en el principio de potenciación que Samuel Hahnemann descubrió en el contexto de la homeopatía y en la «memoria» del agua que antes hemos descrito, tenemos que comparar nuestra agua corriente con un preparado muy potenciado cuya sustancia original ha sido eliminada mediante la dilución, pero cuya información se ha vuelto más fuerte y efectiva. Los análisis químicos, incluso con los aparatos más modernos y sensibles, no explican nada. Pues para ellos el agua depurada del Rhin tiene la misma cualidad que el agua de un manantial de los Alpes, y puede que tengan razón en el plano de los componentes. Pero con el mismo argumento y sobre la base de los mismos aparatos podemos emplear, en vez de preparados homeopáticos, el disolvente puro. Si los preparados muy potenciados surten un efecto profundo sobre el cuerpo aunque no contengan nada de los agentes activos originales, también el agua (y con ella todos los alimentos) surte un efecto que se deriva de todas las sustancias y de todos los procedimientos de elaboración con que ha entrado en contacto. Por tanto, deberíamos reflexionar urgentemente sobre estas informaciones con que nos alimentamos cada día. Es evidente que la naturaleza, incluso la inanimada, tiene memoria y nos transmite informaciones que la investigación analítica no puede medir, como tampoco podía medir la Novena Sinfonía de Beethoven en una cinta magnetofónica. Pues estas investigaciones no tienen un receptor para ellas y sólo estudian las propiedades materiales de la cinta. Sin embargo, nuestro cuerpo es un receptor de altísima sensibilidad, y nuestro estado momentáneo muestra que está recibiendo datos que lo destruyen.

Por supuesto, es verdad que cada vez ejercemos menos influencia sobre el aire que respiramos, sobre el agua que bebemos e incluso sobre los alimentos que comemos, pero tenemos que saber que somos parte de la sociedad y del sistema que nos ha llevado hasta aquí. Si nuestra salud y nuestro desarrollo nos interesan de verdad, tenemos que tomar decisiones y empezar a recuperar el control sobre nuestra vida. Cuanta más gente haga esto, antes se acabarán las aberraciones que nos hacen enfermar. Por suerte, lo tenemos muy fácil. Pues no hace falta que desarrollemos un procedimiento complicado para proporcionar a nuestro cuerpo los nutrientes correctos y la información correcta. Simplemente, tenemos que volver a encargar de lo esencial a la naturaleza y a sus mecanismos. Desde el principio de la Creación, ahí todo funciona en sintonía tan perfecta que se dan los mejores requisitos hasta para nosotros. Así, para el aire no hay un aparato de información mejor que las copas de los árboles y los arbustos con sus hojas cimbreantes; para el agua no hay un aparato de información mejor que las capas de piedras y de minerales en la tierra; para nuestra alimentación no hay un aparato de información mejor que las plantas, cada una de las cuales produce con su grandiosa inteligencia, en sintonía perfecta con la estación, con la temperatura, con la humedad y con el ecosistema y a partir de la energía del Sol y de los minerales de la tierra una composición única de nutrientes, oligoelementos, sabores, enzimas e informaciones que es inmejorable para nuestro cuerpo.

Olvidemos la idea equivocada de que nosotros podríamos hacerlo mejor que la inteligencia infinita que nos ha creado a nosotros y a nuestra inteligencia, así como a todas las demás partes de la naturaleza animada e inanimada y a su armonía perfecta. En cada fruto maduro y en cada semilla están ocultos tesoros valiosísimos que todos los laboratorios químicos del mundo juntos jamás podrán producir con tanta variedad y perfección. Pero en cuanto los extraemos, aislamos o concentramos, se pierden elementos fundamentales de su estructura y composición. La luz, el oxígeno o el calor cambian la figura de las moléculas complejas y las vuelven menos valiosas o incluso inútiles para nuestro cuerpo. Esta pérdida no la pueden compensar todos los complementos alimenticios del mundo. Y esta pérdida es la causa de que siempre estemos descontentos, insatisfechos, hambrientos. Nuestro cuerpo pasa hambre aunque pese demasiado y el estómago esté repleto. Tiene hambre no de los componentes fundamentales de su existencia, que no le faltan en absoluto, sino de la información «entre líneas», de los mensajes sutiles en forma de moléculas o de estructuras moleculares con memoria que le proporcionan la esencia real de la vida y son imprescindibles para que la existencia se convierta en vida, el funcionamiento en desarrollo, el sonido en música, la salud en verdadera salud.

También tenemos que vigilar cuándo y en qué forma damos informaciones a nuestro cuerpo. Pues así como la mayor parte de la gente protesta cuando recibe correo, faxes o e-mails que no ha pedido (lo que hoy se denomina spam), también nuestro cuerpo tiene que confrontarse con toda la información que recibe, ya la quiera o no, ya le sea útil o no. Este envío no pedido de información lo llevamos a cabo con cada tentempié, con cada condimento, con cada copa y con cada taza (salvo de agua). También las hierbas y los tes son portadores concentradísimos de información y sólo hay que administrárselos al cuerpo cuando los necesita (como medicina) o cuando los desea claramente, pero no por costumbre, aburrimiento o convención. De lo contrario, causan disonancia.

En todo caso, hay que evitar estrictamente los sonidos destructivos de la muerte, que por desgracia hoy resuenan al menos con uno de cada dos bocados de la mayor parte de la gente. Pues estos sonidos acallan todo y ahogan con el paso del tiempo la sinfonía de la vida. También hay que evitar todo lo que en nuestro cuerpo perturba la transmisión y elaboración interna de la información: ante todo, el alcohol. Pues el alcohol obstaculiza los procesos nerviosos e incluso destruye las neuronas. Todavía hay quien dice que en cantidades pequeñas el alcohol es bueno para la salud, pero esto entra en contradicción con todas las investigaciones fisiológicas y sólo se puede explicar por la adicción de quien lo dice. También en este caso cada persona tiene que decidir con su voluntad libre qué es importante para ella. Pero lo decisivo es tener bien claro que cualquier «copita» altera el funcionamiento del espíritu. Aunque no nos demos cuenta directamente porque nuestras costumbres nos han embotado, el consumo de alcohol tiene consecuencias muy concretas: una reacción inmunitaria que no tiene lugar, un paso digestivo que damos mal, un elemento del cuerpo que sustituimos mal en el proceso de renovación que hemos explicado en el capítulo 3, etc. Los mismos errores los pueden provocar otras neurotoxinas o las drogas, el estrés y la falta de sueño. Tenemos que ser muy responsables con un sistema tan complejo como es el cuerpo que tenemos a nuestra disposición. Y si lo tratamos bien, nos permitirá llegar mucho más lejos de lo que nos podemos imaginar.

Para concluir la discusión sobre la alimentación, vamos a estudiar una clase de alimentos que hasta ahora sólo hemos mencionado de pasada: la leche y los productos lácteos. La leche es un alimento problemático, sobre el que hay toda una serie de mitos y de fuertes asociaciones sentimentales, procedente seguramente de nuestra infancia. En primera línea, la leche es en los mamíferos el alimento natural del recién nacido hasta que aprende a comer por su cuenta. Su composición y su contenido de información están perfectamente adaptados a esa función y al crecimiento y a las necesidades del bebé. Así pues, la leche de vaca no está pensada para el ser humano, sino para un bebé de vaca, que duplica su peso no en medio año (como un bebé humano), sino en mes y medio, y que en un año ya pesa ciento cincuenta kilos. Por eso, la leche de vaca contiene (como ya hemos visto en el capítulo 4) tres veces más albúmina y cuatro veces más calcio que la leche materna. Precisamente por esta razón se considera a la leche de vaca un alimento ideal en tiempos en los que cada vez más personas padecen de falta de calcio y muchas mujeres mayores tienen osteoporosis. Pero por una parte la pasteurización hace que aproximadamente la mitad del calcio de la leche sea inservible para el ser humano, y por otra parte la leche le proporciona al cuerpo menos calcio del que necesita para hacer frente a las altas cantidades de proteínas. Este balance es más negativo todavía en el caso de la leche con poca grasa, pues en ella falta la grasa necesaria para absorber el calcio. Además, pasteurizar y (sobre todo) uperizar desnaturaliza por completo los valiosos enzimas de la leche. Por si fuera poco, la estructura interior de la leche es alterada por la homogeneización, que consiste en hacer pasar a la leche por toberas finas mediante presiones elevadas para que la grasa se distribuya mejor en gotas pequeñas. Este proceso libera sustancias de las membranas de las gotitas de grasa que pueden provocar reacciones de intolerancia.

De acuerdo con nuestra clasificación en el capítulo 4, la leche y los productos lácteos no son alimentos animales, sino alimentos vegetales, ya que no son atacados por las bacterias de la putrefacción, sino por las bacterias del ácido láctico. Por tanto, desde este punto de vista no hay nada que objetar contra ellos, lo cual no se puede decir de la leche homogeneizada y de los otros productos lácteos muy modificados que hoy se ofrecen en el mercado. Pues éstos sólo se cuajan en los casos más raros, y normalmente se pudren o enmohecen, por lo que son nocivos para el ser humano. Si tras estas consideraciones y las del capítulo 4 hay quien sigue diciendo que no puede o no quiere renunciar a la leche, le recomendamos encarecidamente la leche cruda o muy poco tratada de vacas de prado. Pues todos los demás tipos de leche están muy desnaturalizados y son peligrosos para la salud. Los casos de intolerancia a la leche suelen deberse menos a la leche misma que a los procesos de elaboración a los que es sometida. Una excepción es la elaboración de la leche como leche agria o yogur natural, ya que no desnaturaliza a la leche, sino que la revaloriza. Pues la actividad metabólica de las bacterias del ácido láctico la reanima y la vuelve más digestible.

Otro factor muy importante en relación con los productos lácteos es la cantidad. Pues como se trata de unos alimentos extremadamente concentrados, sólo deberíamos consumirlos esporádicamente y en cantidades pequeñas. Esto vale especialmente para los productos elaborados de la leche, ya que en ellos la concentración de los nutrientes se incrementa más aún. Así, para producir queso hace falta una cantidad de leche diez veces superior. La pequeña agricultura tradicional que era habitual hace unos siglos y que hoy sigue existiendo en algunas partes del mundo se acercaba a estas cantidades mucho más que la producción industrial masiva de hoy. Pues entonces sólo había leche cuando una vaca tenía un ternero y en la cantidad que el ternero no consumía. De esta manera, la leche formaba parte de la alimentación cada cierto tiempo, mientras que para el resto del tiempo era conservada en forma de pequeñas cantidades de queso. Durante mucho tiempo no había nada. Por el contrario, las cantidades de producción y de consumo habituales hoy son una locura que no sólo le sale cara a nuestra salud, sino que además es un destino brutal para las vacas. Por esta razón, los productos lácteos tienen hoy el regusto del maltrato y de la muerte, que no puede ser una contribución positiva a nuestra salud y a nuestro desarrollo.

En conjunto, la verdad es que la leche de vaca y los productos derivados de ella contienen y transmiten (al margen de la elaboración y de la cantidad) la información necesaria para llegar a ser una vaca. Por eso, cada cual ha de aclarar (al margen de la cuestión del gusto y de la fisiología) a qué aspira y con qué información va a alimentar a su cuerpo y a su espíritu.

Hemos hablado mucho de información, y en los capítulos anteriores hemos tratado muchas informaciones fundamentales e importantes. Pero, como tantas otras veces al acabar de leer un libro esclarecedor o de escuchar una conferencia interesante, surge la pregunta «¿y ahora qué?». Esta pregunta muestra que el valor de la información pura es limitado. Pues el hecho de que nuestra inteligencia haya acogido informaciones de un libro, de un ordenador o de una persona no cambia nada en esta información. Por decirlo así, la información ha sido copiada en un depósito más, donde espera a que suceda algo con ella, igual que el libro o los disquetes que se llenan de polvo en la estantería. Pero nosotros somos algo más que un medio para almacenar información. Pues a diferencia de los libros o de los ordenadores, tenemos la posibilidad de llevar la información a la práctica, de aplicarla, de vivir de acuerdo con ella. De este modo podemos hacer de la información algo infinitamente más valioso y complejo. Hasta cierto punto, podemos transformarla en otra dimensión, en saber.

Por desgracia, la palabra «saber» se suele equiparar hoy a «estar informado», de modo que la transformación de la información en saber que acabamos de mencionar no parece nada especial. Pero el saber de que estamos hablando aquí es algo completamente diferente, por lo que preferimos emplear la palabra sánscrita «veda». Tal vez podamos intuir la diferencia entre el saber convencional y el saber auténtico (el veda) comparando el código binario de un juego de ordenador, una serie interminable de «0» y «1», con el programa ejecutado, con todos sus efectos de color, sonido y movimiento. Mejor aún: comparando la serie de letras «TE QUIERO» con la reacción y el estado de la persona que recibe este mensaje de la persona adecuada en la situación adecuada. Así pues, el saber va mucho más allá del intelecto e incluye al espíritu, al cuerpo y al alma. Sabemos una cosa una vez que la comprendemos intelectualmente, creemos sentimentalmente en ella y la «llevamos en la sangre». Entonces llena a cada célula de nuestro cuerpo, a cada rincón de nuestra alma y a cada sector de nuestro espíritu. Nos convertimos en ella y la vivimos con cada fibra de nuestra consciencia. Esto puede sonar grandilocuente, pero cualquier pareja recién enamorada, cualquier madre cariñosa o cualquier artista de verdad saben qué quiero decir. Cuando una información se convierte en saber, no hay rastro de duda, reserva o rechazo. La aplicamos espontánea y correctamente en cualquier situación. Si, por ejemplo, alguien nos amenaza con un cuchillo, al principio tal vez no lo tomemos en serio, aunque tengamos la hoja en el cuello. Pero en cuanto vemos que esa persona va en serio, el espíritu, el cuerpo y los sentimientos reaccionan de una manera inequívoca. Si alguien nos saca de esta situación peligrosísima, no necesitamos reflexionar ni recibir impulsos exteriores para sentir agradecimiento. Al contrario: todos nuestros sentimientos vibran, todas las células de nuestro cuerpo se estremecen y nuestro espíritu manifiesta un agradecimiento sincero y profundo.

La pregunta que ahora se plantea, precisamente a la vista de los muchos aspectos que hemos estudiado en este libro, es: ¿cómo convertimos a la información en saber? Este es el umbral que cada cual ha de atravesar si quiere cambiar su alimentación, adelgazar a largo plazo, dejar de fumar o abandonar otras costumbres. Nuestra cabeza puede tener todas las informaciones sobre las consecuencias de fumar para el cuerpo, o nuestros sentimientos pueden estar a disgusto con el exceso de kilos del cuerpo, pero si el cuerpo no se apropia de estas informaciones, todos los esfuerzos del mundo no servirán para solucionar estos problemas. Recordemos el caso del joven y el puesto de salchichas. Este hombre era vegetariano desde hacía dos años y había hecho experiencias buenísimas, según él mismo dijo. Y sin embargo había algún rincón de su consciencia que todavía no estaba convencido. El olor de las salchichas desencadenó en unas células de su cuerpo impulsos de viejas costumbres que algún sector de su cerebro recordó y que despertaron sentimientos olvidados. Surgió así un apetito que el joven sólo pudo dominar con un gran esfuerzo de su voluntad y que le impedía ser libre. Cuando, siguiendo el consejo de Samuk Deda, eliminó sus justificadas reservas intelectuales (lo cual no le resultó nada fácil), sucedió lo prodigioso. Su cuerpo hizo hasta la última de sus células la experiencia concreta de qué consecuencias fisiológicas tiene una salchicha. El joven tomó consciencia intelectual, sentimental y corporalmente de que esa sensación de placer no era una necesidad, sino sólo un recuerdo remoto que carecía de base real y que ya no encuajaba con su estado actual. Este recuerdo fue borrado por la nueva experiencia y sustituido por la nueva sensación corporal. A partir de ese momento, el joven reaccionó defensivamente en todos los niveles, y sin que el intelecto tuviera que mandar sobre otros planos de la consciencia. La información se había convertido en saber. Pero, ¿no se había manipulado el joven a sí mismo al imponer durante dos años desde su cabeza un modo de alimentación que conducía inevitablemente a la escena descrita? Sí y no. Naturalmente, empleó a su intelecto para cambiar sus hábitos alimenticios. Pero sus experiencias corporales durante aquellos dos años mostraron inequívocamente que ese cambio había sido correcto para él. Pues aparte del puesto de salchichas con el que se encontraba de vuelta a casa no había tenido reparos, lo cual no habría sucedido en el caso de una verdadera manipulación negativa. Además, la experiencia con la salchicha habría acabado de una manera completamente diferente si las necesidades de su cuerpo hubieran sido recortadas por su espíritu.

Así pues, para transformar la información en saber real hay que comenzar haciendo experiencias. Pues sin experiencias concretas propias no pasamos de la teoría gris, que se llena de polvo en los libros.

Una vez aplicada, la información se llena de vida, y las experiencias resultantes muestran si la teoría es correcta o no. La iniciativa en la introducción de este desarrollo le suele corresponder al espíritu. Pues la manera más sencilla y directa de transmitir información hoy es a través del intelecto. El alma es quien menos problemas tiene con los cambios en dirección a las leyes naturales. Pues el alma es la parte de nosotros que está en mayor armonía con la Creación. A menudo sucede incluso que el alma cambiaría ciertas cosas si no se lo impidieran nuestro espíritu (atiborrado de informaciones científicas) y nuestro cuerpo (deformado por costumbres erróneas). Es verdad que el alma se aferra a sentimientos bonitos, como la atmósfera rústica de asar salchichas en el campo con los amigos una tarde de verano o la agradable sensación de tomar en familia una sopa caliente de gallina tras haber hecho un paseo en trineo por la nieve. Pero lo que le interesa al alma de esto no son los alimentos, sino los sentimientos, que también surgirán tomando patatas asadas o una sopa caliente de verdura si la situación es la adecuada. Más difícil lo tiene nuestro cuerpo. Él es quien sufre más directamente las consecuencias de una alimentación errónea, y él también es quien queda más deformado por la parcialidad y adictividad de la misma. Por eso, el cuerpo es quien más tiene que esforzarse si se produce un cambio, ya que ha de cambiar toda su bioquímica. Paradójicamente, el espíritu se lo pone más difícil todavía porque no puede librarse de ciertos modelos de comportamiento y mediante recuerdos especiales o situaciones provocadas confronta una y otra vez al cuerpo con su viejo comportamiento.

En conjunto, vemos una vez más que el saber es un fenómeno global. Ni la información pura ni la fe pura bastan. Sólo mediante la colaboración y el reforzamiento recíproco de cuerpo, espíritu y alma surge la certeza, la seguridad, la vida real. Así que la transformación de la información en saber exige actuar a la vez en el cuerpo y en el espíritu. Entonces, los sentimientos surgirán casi por sí mismos gracias a las experiencias resultantes. El espíritu necesita ante todo la información y la motivación para aplicarla, al menos para intentarlo. También es importante para él abandonar lo viejo y abrirse a lo nuevo. Por el contrario, lo primero que el cuerpo necesita es una purificación que lo libere de las sustancias adictivas e irritantes que le impiden reencontrar su modo original de funcionamiento. Y a continuación necesita información y experiencia que le muestre el camino a nuevos mecanismos de funcionamiento. Se trata de los elementos que hemos estudiado en el capítulo anterior: renunciar a los componentes de la alimentación que son perjudiciales y que nos transmiten informaciones erróneas, moverse habitualmente lo suficiente y sobre todo cultivar el hambre, que es el mecanismo de purificación del cuerpo más adecuado y natural, acompañado de la Samación Ritam, que suelta al espíritu y le transmite impulsos valiosos desde el plano de la mátrix.

Todas estas medidas se reúnen en un conjunto armónico y armonizador mediante el «pancha sama ritam», la ayuda más intensa y profunda que se puede dar a una persona desde fuera. En una cura de «pancha sama» se aplican los cinco (en sánscrito: «pancha») principios samárina, samaya, sambódhana, sambhójana y samshódhana combinados tal como exige el caso individual, con lo cual surge un equilibrio, una armonización y coordinación (en sánscrito: «sama») profunda en el cuerpo, el espíritu y el alma.

La samárina y la samaya las conocemos ya gracias a la Samación Ritam. La samárina es la primera parte de ésta, el reinicio del espíritu, y la samaya es la segunda parte, mediante la cual expulsamos del cuerpo las toxinas y escorias liberadas y llevamos a cabo reestructuraciones en la fisiología. De hecho, la Samación Ritam es un componente integral de una cura de pancha sama, donde ayuda a purificar y reorientar al espíritu mediante una rutina de samación adaptada con precisión al paciente y al curso de la cura.

La palabra «sambódhana» procede de la palabra sánscrita que significa conocimiento y comprensión y es el elemento más esencial del apoyo desde fuera que se aplica en la cura. Al menos una vez al día, se ejecutan los masajes sincronizados del «sambodha ritam» a seis y en parte a diez manos, adaptados con precisión al curso de la cura. La tarea del sambodha ritam consiste en transmitir a cada una de las células del cuerpo la información correcta sobre su funcionamiento en armonía con el conjunto. Para esto se emplean unas técnicas especiales de presión y de contacto que los terapeutas aplican sincrónicamente y con una sucesión específica en las diversas partes del cuerpo. De este modo, las células son despertadas directa o indirectamente mediante la activación de puntos reflejos especiales y a continuación son estimuladas en su función mediante impulsos coordinadores. Sucede que un porcentaje alto de las células de nuestro cuerpo no sólo están mal abastecidas e infrautilizadas como consecuencia de nuestro comportamiento erróneo durante muchos años, sino que incluso se encuentran «en coma», inconscientes debido a la falta de suministro de nutrientes y de estímulos. Como el sambodha ritam moviliza muchas concreciones de escorias y reabre así las vías de abastecimiento, y como las células reciben impulsos directos, despiertan a una vida nueva y se hacen notar en el cuerpo y en el espíritu mediante su actividad. Por eso, el sambodha ritam va acompañado de un despertar perceptible en todos los planos que dura mucho tiempo aunque sólo se haya hecho el tratamiento una vez. La sucesión coordinada de varios tratamientos durante una cura de pancha sama intensifica más aún estos efectos y los apoya adicionalmente mediante la activación de mecanismos circulatorios y metabólicos especiales. Los terapeutas utilizan durante su actividad manas de sambodha específicos mediante los cuales armonizan e integran su propio pensamiento y su propio sentimiento, por lo que también desde este plano ejercen una influencia beneficiosa sobre el paciente.

El siguiente principio, sambhójana, es el principio de la alimentación en todos los niveles, desde los sentimientos, pasando por los sentidos y la respiración, hasta la nutrición. Aquí se aplican con toda precisión las leyes fundamentales de la ingestión y combinación de los alimentos que hemos estudiado en los capítulos anteriores. La base siempre es la alegría y la satisfacción, que es a lo que aspiran el curso y la estructura de la cura. En casos especiales, la sambhójana puede incluir la renuncia total a la comida, el ayuno curativo. De este modo, utilizamos a nuestro nuevo amigo (el hambre) bajo la guía cuidadosa del director del curso para llevar a cabo trabajos profundos de purificación y desescombro en el cuerpo que de otra manera exigirían muchísimo tiempo o incluso serían imposibles. No se equivocan quienes dicen que el ayuno curativo bien practicado es una operación sin bisturí, pues en el estado de abstención absoluta de los alimentos el cuerpo toma los nutrientes de dentro, de lo que no es fundamental para que funcione. Eso son las escorias metabólicas, las sustancias ajenas, las macromoléculas mal dirigidas o las células irritadas que en el estado normal impiden que el cuerpo funcione de una manera sana. En suma, la sambhójana proporciona al paciente en todos los niveles la información que necesita en cada estadio de la cura para restablecerse.

Por último, la samshódhana (el principio de la purificación completa) es otro factor central de la cura, el que más determina su curso. Pues cada nueva purificación sólo tiene sentido una vez que las viejas toxinas y escorias han abandonado el cuerpo. La purificación completa sucede sobre todo a través del intestino, los riñones y la piel, y es apoyada sistemáticamente con masajes especiales, técnicas de purificación, transpiración y movimiento dinámico, así como con elementos de la sambhójana. Por último, la samaya garantiza que todo suceda con suavidad tanto en el plano corporal como en el plano anímico.

Ahora podemos imaginarnos (y en la situación concreta lo percibiremos) cómo mediante esta cura todas las células y todos los sistemas corporales van despertando poco a poco de su letargo y notan (como en primavera) una brisa fresca de actividad nueva, dinámica nueva y esperanza nueva. En la dura lucha cotidiana con el suministro insuficiente de nutrientes, que sólo proporciona sustancias cada vez más inútiles, cada célula nota de repente un alivio que da ocasión a tomar aliento. Llegan cada vez más moléculas que encajan perfectamente con su función metabólica y que además aportan una alegría y ligereza que disuelve la paralizante opresión anterior como el Sol la niebla. También llegan con regularidad impulsos, movimientos y señales reflejas que remueven las viejas concreciones encostradas y dejan cada vez más aire para respirar. Este nuevo estado de ánimo se difunde rápidamente por todo el cuerpo: todo revive, florece, brota, se estira. La alegría de vivir se extiende por donde antes predominaba la tristeza, y cada célula contribuye a esta limpieza general. De este modo se vacían los depósitos de basura, la mirada se vuelve más clara, el horizonte se ensancha, por doquier hay nuevas ganas de vivir. La digestión se vuelve más fácil, pues el intestino ha quedado libre de escorias y recibe una alimentación mucho más ligera. La circulación se reanima, ya que la sangre es más fina y las vías de suministro permiten un transporte más fluido, y además el movimiento dinámico habitual aporta más vitalidad todavía. El sistema inmunitario trabaja al máximo, ya que hay que evacuar muchas cosas. A cambio, la gran alarma de después de cada comida desaparece; y como los mecanismos exteriores de defensa están fortalecidos, se produce un alivio enorme. El aparato motor siente cómo surge una nueva agilidad, pues todo vuelve a lubrificarse sin problemas y hay mucha más energía disponible. Así pues, una ola de alegría se difunde por todo el cuerpo y las hormonas de la felicidad revolotean como mariposas.

Naturalmente, todo esto tiene consecuencias para la cúpula directiva, que gracias a una rutina diaria diferente y a la práctica habitual de la relajación profunda obtiene nuevas fuerzas y nuevos conocimientos. Han quedado atrás los tiempos en que cada pequeña tarea de coordinación tenía lugar de una manera tan viscosa como el chicle. Ahora todo sucede tan fácilmente que queremos más. El vaciamiento de los pisos inferiores, que era necesario desde tiempo atrás, proporciona un alivio adicional. Y el momento cumbre del día es la media

hora por la mañana y por la tarde en que el espíritu por fin puede
volver a hacer lo que quiere, en que está dispensado por unos momentos de todos sus deberes. ¡Cuántas experiencias hace entonces!
El espíritu vive de esto durante el resto del día. Pues la mátrix, a la
que desciende durante ese tiempo, le ofrece muchas informaciones
interesantes, muchas respuestas a las preguntas que se ha planteado
durante toda su vida y muchos impulsos para llevar a cabo mejor sus
tareas cotidianas. ¡Una mina! Por esto vale la pena reestructurar todo
un poco para tener más tiempo libre todavía para nuevas excursiones.
¡Esta idea se le debería haber ocurrido mucho antes al espíritu! Pero
hasta ahora siempre había estado empecinado. Menos mal que las
cosas han cambiado, y de una vez para siempre.

El alma está muy satisfecha con este nuevo desarrollo. Tiene una
sensación de felicidad casi olvidada, ya que las cosas esenciales de la
vida vuelven a ser lo más importante. Por fin, el espíritu parece despertar y recobrar el sentido, y también el cuerpo empieza a funcionar
tal como siempre ha deseado. Por fin se libra de las hormonas opre-
sivas que a menudo le han quitado el aire para respirar y comienza
a sentir la agilidad que el espíritu necesita urgentemente para ayudar
al alma a hacer excursiones en otras esferas. Al fin y al cabo, ¿para
qué recibió el alma al cuerpo y al espíritu? Ya casi había perdido la
esperanza de conseguir algo en esta vida. Pero ahora eso parece pertenecer al pasado, y el alma hará todo lo posible para avanzar por
esta dirección; en este punto está completamente de acuerdo con el
espíritu y con el cuerpo.

¡Sí, eso es! El saber está surgiendo. Durante la cura de pancha
sama, el paciente ha hecho unas experiencias profundas tan positivas
en todos los niveles que no quiere volver de ellas a su estado anterior.
Ahora tiene no sólo la información de qué es la salud en realidad, sino
que lo ha experimentado y sentido: ahora lo sabe. A esto se debe que
ya no tenga dificultades en permanecer en el rumbo que ha tomado,
sin presiones, privaciones ni carencias. Al contrario: quien haya sentido la brisa del océano, aunque sólo fuera por un instante, no parará
hasta alcanzarlo y refrescarse en sus aguas. Sólo así es posible el cambio real: mediante la información y la experiencia. Todo lo demás se
queda colgando en el plano de la cabeza o en cualquier otro lugar, y
así vamos tropezando eternamente con un puesto de salchichas tras
otro, hasta que nos demos cuenta de lo que está pasando.

La transformación de la información en saber tiene unas consecuencias que van mucho más allá de la mejoría de los síntomas corporales. Naturalmente, desaparecen los dolores de cabeza y la migraña; naturalmente, la tensión arterial, la circulación, el peso y la digestión se normalizan; naturalmente, las varices, la celulitis, el asma y muchos otros síntomas mejoran; pero sobre todo se produce una transformación profunda en todos los planos de la personalidad. Los sentimientos, el comportamiento, las reacciones corporales, todo cambia. Es como si un nuevo elemento de programa se sumara a nuestro sistema operativo. Esta era la manera en que Jesús de Nazaret curaba: mediante la palabra, dando información a la gente, pero proporcionándoles al mismo tiempo mediante su personalidad unas experiencias tan fuertes que la información se convertía de inmediato en saber y toda la fisiología funcionaba de acuerdo con él. De este modo, la curación no se limitaba al plano corporal, sino que implicaba una reprogramación profunda del espíritu y una liberación del alma. Ya no tenía sentido decir que las personas afectadas creían en Dios. Había surgido el saber, el saber real, auténtico: veda.

¿Qué significa esto para nosotros, aquí y ahora? Significa que la información es importante, pero que hay que llevarla a la práctica. Pues de lo contrario no puede transformarse en saber, o revelarse falsa. Pues llevar una información a la práctica es al mismo tiempo su examen perfecto, y en última instancia sólo la propia experiencia puede mostrarnos si algo es correcto o no. Por supuesto, el intelecto puede ir adelantando el trabajo, pues al descubrir incongruencias o incluso contradicciones lógicas surgen dudas fundadas en la corrección de la información.

Pero también puede ser errónea una información que parezca congruente. Por desgracia, en relación con nuestro tema hay un ejemplo muy claro y actual a este respecto. Imaginemos un sistema de salud que se basa en la idea de que desde el origen todo funciona bien en la naturaleza, que nuestro cuerpo posee los mecanismos de reparación y regeneración adecuados y que ante una enfermedad no hay más que estimularlos y activarlos, por lo que si nos comportamos de la manera correcta, en armonía con las leyes naturales, el cuerpo mismo cura la enfermedad, aunque sea grave. Por el contrario, imaginemos otro sistema de salud que se basa en la idea de que el cuerpo funciona bien en los casos normales, pero que no puede curarse a sí mismo si enferma, por lo que necesita ayuda desde fuera. De acuerdo con el primer sistema, una cura de purificación y regeneración consistiría en armonizar lo más posible el comportamiento del paciente con las leyes naturales e incrementar al máximo las funciones del cuerpo mediante medidas exteriores. De acuerdo con el segundo sistema, las medidas consistirían en anular los mecanismos del cuerpo y acometer la purificación desde fuera.

A primera vista, los dos sistemas parecen razonables aunque sean completamente contrarios. Veamos su aplicación práctica: la cura del primer sistema es la cura pancha sama que acabamos de describir detalladamente; la cura del segundo sistema es la cura «pancha karma» del ayurveda convencional, que se practica sobre todo en la India, pero también cada vez más en Occidente. En esta cura pancha karma se reduce al mínimo durante los primeros días el fuego digestivo en el estómago y en el intestino no ingiriendo alimentos, o sólo alimentos muy ligeros, y bebiendo cada mañana en ayunas cantidades crecientes de grasa saturada, por lo general manteca (el ghee). Luego se introducen en el cuerpo grandes cantidades de aceite (previamente desnaturalizado a altas temperaturas) a través de la piel mediante un masaje suave. De acuerdo con la teoría, estos ácidos grasos saturados que ahora se encuentran en el cuerpo liberan por doquier las toxinas y a continuación son transportados mediante curas de sudor al intestino, de donde los terapeutas los sacan mediante enemas. Estas medidas son apoyadas mediante vómitos provocados artificialmente (o purgas), así como esnifando por la nariz aceites especiales o mezclas de hierbas.

Quienes tengan conocimientos básicos de fisiología saben ya tras esta descripción que esa cura no puede funcionar y que incluso el tiro puede salir por la culata. Pero los demás dicen que tienen que probarlo. Pues aunque la mayor parte de esas cosas suenen muy raras, muchos piensan que algo de verdad tendrán, pues este método procede de una tradición antiquísima y tanta gente no puede engañarse. Pensar así es un error. Pues si todos piensan así (y tal vez haya sido así hasta ahora), estas prácticas agresivas seguirán siendo ejecutadas eternamente y dañarán a muchas más personas de buena fe. La verdad es que las prácticas del pancha karma que acabamos de describir representan un riesgo considerable para la salud contra el que los propios responsables previenen en el caso de «pacientes débiles». Pues a menudo sucede que tras una cura así el fuego digestivo no vuelve a encenderse bien durante mucho tiempo y que el intestino padece lesiones considerables. Por el contrario, las consecuencias positivas son escasísimas, al margen de auto-purificaciones espontáneas del cuerpo casuales desencadenadas por los estímulos extremos. No es extraño que la cura de pancha karma se recomiende varias veces al año.

Hay que pensar, en relación con el tema «información», qué significa para el cuerpo que (por ejemplo) engañando a su náusea natural se administre manteca pura en ayunas, o que se introduzca en el intestino aceites, sal, miel o decocciones de plantas, que no tienen nada que hacer ahí. Así no se consigue la salud, y mucho menos la verdadera salud, que es nuestra meta. Sin embargo, este ejemplo nos permite comprender cuánta información valiosa se ha perdido en el ayurveda convencional, que apela a las mismas leyes naturales que el Ayurveda Ritam. La diferencia consiste en que el ayurveda convencional se basa en textos antiguos y los toma como una autoridad simplemente porque son antiguos. En realidad, esos textos fueron escritos muchos milenios después de la civilización védica y por personas que no se basaban en su propia consciencia, sino en las enseñanzas de su maestro. ¿No es sospechoso, por ejemplo, que en el ayurveda convencional los «samas», los mecanismos fundamentales de actuación del cuerpo, se llamen en general «doshas» (en sánscrito, «error, trastorno de la salud») y en particular «vata» (en sánscrito, «aire, viento»), «pitta» (en sánscrito, «bilis») y «kapha» (en sánscrito, «mucosidad, flema»)? ¡Qué información se emite y difunde aquí en el plano de la vibración, donde se debería hablar de la salud y de la forma suprema de existencia!

Igualmente desolador es el resultado de la comparación con la medicina occidental, en la que podríamos ver el tercer sistema. La medicina occidental ni siquiera supone en el estado normal que el cuerpo pueda funcionar bien por sí mismo. De acuerdo con esta teoría, el cuerpo tiene incluso algunos órganos sin función, inútiles, como las amígdalas o el apéndice, y a partir de cierta edad no puede funcionar si no le aportamos desde fuera sustancias químicas.

No vamos a detenernos durante más tiempo en estos sistemas de la ignorancia manifiesta, pues es seguro que ahí no encontraremos puntos de apoyo para nuestra búsqueda de la verdadera salud. Pero se impone cada vez con más claridad la pregunta de dónde podremos buscar si hasta las tradiciones más antiguas tienen errores tan graves y los conocimientos científicos más recientes siguen yendo a tientas por la oscuridad más profunda. ¿Por qué no actuamos de una manera sencilla, como Samuk Deda? Él se planteaba estas mismas preguntas y se encontraba ante el mismo problema. Pero en vez de buscar fuera, se adentró en las profundidades de su consciencia, adonde el espíritu también intenta llegar en la Samación Ritam y donde entra en contacto con la mátrix, con el fotocalco de vibración de toda la Creación. La mátrix es la primera aplicación del saber fundamental, del veda, del plano de construcción del universo. Como un molde de toda la existencia, contiene toda la información, todos los datos y todas las leyes. Samuk encontró ahí lo que buscaba, y de ahí procede el Ayurveda Ritam, dejando de lado las leyendas erróneas, las tradiciones extraviadas, las investigaciones científicas predeterminadas, yendo directamente a la fuente.

Esto suena grandilocuente, como una inspiración o una iluminación en medio de una música celestial y de la aparición de ángeles, «devas» y espíritus buenos. Pero no se trata de eso. Una vez le planteé esta pregunta al propio Samuk, que me contestó a su manera sencilla y natural:

«¿Sabes? La mayor parte de la gente tiene unas ideas esotéricas complicadísimas sobre el saber superior u original. Sin embargo, los animales y las plantas llevan este saber dentro de sí, y es la cosa más normal del mundo. Sólo los seres humanos elaboramos teorías sobre este saber porque lo hemos perdido debido a nuestro comportamiento erróneo. Pero en cuanto volvemos a comportarnos correctamente, tal como indican las leyes naturales, el saber vuelve a nosotros, de una manera tan normal y natural como en el caso de cada margarita o de cada hormiga. Yo no he hecho otra cosa que jugármelo todo a la carta de las leyes naturales. De este modo, mi cuerpo y mi espíritu se purificaron a fondo, y cada vez más a menudo hice la experiencia de que podía responder a las preguntas que yo mismo me planteaba. Sometí las respuestas a examen, y quedó claro que eran correctas. ¿De dónde venían estas respuestas si antes yo no sabía nada de ellas? Es evidente que del plano de la mátrix. Mediante la samación habitual y la purificación progresiva, mi espíritu podía acceder una y otra vez a este plano en el que podemos encontrar todas las respuestas (incluso a preguntas que todavía no hemos planteado). En última instancia, da igual de dónde tenga el espíritu la información. Lo importante es aplicarla, examinarla y transformarla en saber... o rechazarla. Es así de sencillo. Esto lo puede hacer cualquiera.»

Sí, este es el punto importante para nosotros. «Esto lo puede hacer cualquiera» si se comporta correctamente. ¡Pongamos manos a la obra!

Hemos recibido en este libro todas las informaciones fundamentales para poder responder a la pregunta decisiva de qué es importante para nosotros en esta vida, qué tiene prioridad. También hemos visto qué significado tiene la información, que propiamente en la naturaleza todo es información. Pero al mismo tiempo ha quedado claro que la información no es todo. La información hay que llevarla a la práctica, hay que vivirla, hay que convertirla en saber. Entonces se diferenciará de los libros llenos de polvo y de los disquetes de ordenador sin vida y obtendrá un significado real para nuestra vida, para la existencia. El saber es todo; y sin el saber, todo es nada. Esto lo muestran los ejemplos de los hunzas y de Thomas Parr, de los que hemos hablado en este libro. Pues en última instancia todos ellos fueron víctimas de su ignorancia. ¿¡Qué podría haber sido de ellos (o también de Linus Pauling) si hubieran tenido el saber completo?! Por tanto, preparémonos a recibir el saber. Las informaciones fundamentales ya las tenemos a nuestra disposición gracias al Ayurveda Ritam. Ahora tenemos que transformarlas en saber aplicándolas y viviéndolas. Pues son los primeros peldaños de la escalera. Lo que se desarrollará en los peldaños superiores ya lo experimentaremos (y demostraremos) por nosotros mismos. Por tanto, no soñemos ni teoricemos sobre saltos cuánticos, esperanzas de vida, aptitudes especiales o la verdadera salud: ¡vivámosla! Pues si Samuk Deda encontró el camino al plano de la mátrix, nosotros también podemos, cada uno de nosotros puede. Pero para eso tenemos que comportarnos de la manera correspondiente, si es que queremos.

Quien siga dudando o incluso esté desilusionado porque este libro (como cualquier otro libro) no puede transmitir más que informaciones debería recordar a Tomás, el joven estudiante del capítulo 6. Tomás no permitió que su desilusión le confundiera y dio una oportunidad a la samación en su propia persona. Y no excluyó a su alimentación, sino que aplicó en seguida la información de cada párrafo de su libro, antes incluso de haberlo leído por completo. De este modo salió ganando, aunque comprendiera que una u otra cosa no era buena y la abandonara. Hoy, Tomás está mucho más cerca del saber de la vida y adquiere cada día conocimientos nuevos sobre dimensiones cuya existencia ni siquiera se imaginaba antes. Pues la vida comienza de verdad una vez que el camino a la mátrix está expedito.

Fuentes

- The Influence of Cooking Food on the Blood Formula of Man, Paul Kouchakoff, First International Congress of Microbiology, Paris, 1930
- Nouvelles lois de l'alimentation humaine basées sur la leucocytose digestive, Paul Kouchakoff, Mémoires de la Société vaudoise des sciences naturelles, Lausanne, 1937
- Nutrition and National Health, Sir Robert McCarrison, Faber and Faber, 1953
- Youth in Old Age, Dr. Alexander Leaf, John Launois, McGraw-Hill, 1975
- Diet and Exercise as a Total Therapeutic Regimen for the Rehabilitation of Patients with Severe Peripheral Vascular Disease, Longevity Research Institute, 52nd Annual Session of the Congress of Rehabilitation Medicine, Atlanta, 1975
- Regression of lesions in canine atherosclerosis, M. Bevans, J. D. Davidson, F. E. Kendall, Arch. Path. 51:228, 1951
- Relative Failure of Saturated Fat in the Diet to Produce Atherosclerosis in the Rabbit, William E. Connor, Jay J. Rohwedder, Mark L Armstrong, Circ. Res. Vol. XX, June 1967, p. 658
- Regression of Coronary Atheromatosis in Rhesus Monkeys, Mark L. Armstrong, Emory D. Warner, William E. Connor, Circ. Res. Vol. XXVII, July 1970, p.59
- Heart Victims on 10-Mile Walks in New Program, The Sun, 10. Dez. 1975
- The Stress of Life, Dr. Hans Selye, McGraw-Hill, 1978
- Aerobics, Kenneth H. Cooper, Evans & Co, 1978
- How to Live Longer and Feel Better, Linus Pauling, W. H. Freeman & Company, 1986
- Wege auf Wasser und Feuer. Ultraman, Klaus Haetzel, Econ, 1989
- Strength increases from the motor program: Comparison of training with maximal voluntary and imagined muscle contractions, Guang Yue, KJ Cole, Journal of Neurophysiology, 67, 1992
- Laufende Promis: Im Rathaus sitzt ein Iron Man, Michael Heinrich, Laufzeit 2/94

- Surgeon General›s Report on Physical Activity and Health, U. S. Department of Health and Human Services, Centers for Disease Control and Prevention, 1996
- El Cerebro Consciente, Jacobo Grinberg-Zylberbaum, Editorial Trillas, 1979
- El Espacio y la Conciencia, Jacobo Grinberg-Zylberbaum, Editorial Trillas, 1981
- Looking for Doctor Grinberg, Sam Quinones, New Age Journal, July/August 1997
- Vorsicht Geschmack, Udo Pollmer, u. a., Rowohlt, 2000
- Health and Light, John N. Ott, Ariel Press, 2000
- Mental gymnastics increase bicep strength, New Scientist, Nov. 2001

Internet:

- USDA National Nutrient Database,
  http://www.nal.usda.gov/fnic/foodcomp/search/
- http://www.veg.org
- http://www.veggie.org
- http://www.vegsoc.org

Acerca del tema

El Autor

Después de sus estudios de matemática, física y otras ciencias naturales en Alemania y los EEUU, Dr. Thomas Hoffmann se doctoró en matemática aplicada. Desde entonces se ocupa intensamente de las aplicaciones concretas de las leyes naturales a la vida humana. En colaboración con Samuk Deda en los últimos 15 años desarrolló y aplicó en varios países europeos el sistema de salud universal y fundamental AyurVeda Ritam y el sistema astrológico original JyotirVeda Ritam.

Literatura

- Hoffmann, Dr. Thomas: AyurVeda Ritam – Gesundheit aus erster Hand, Julia White Publishing, 2003, ISBN 3-934402-11-9

- Hoffmann, Dr. Thomas: Das Licht im Sturm,
  Julia White Publishing, 2003, ISBN 3-934402-01-1

www.ingramcontent.com/pod-product-compliance
Lightning Source LLC
Chambersburg PA
CBHW031516270326
41930CB00006B/417